# 卫生计生监督执法案例评析汇编

(2015)

国家卫生计生委综合监督局
国家卫生计生委卫生和计划生育监督中心　组织编写

**主　　编**　赵延配　陈　锐

**执行主编**　方援建　冯　光　吴建军

**编　　委**（以姓氏笔画为序）

| | | | | |
|---|---|---|---|---|
| 于晓刚 | 马志鑫 | 毛　洁 | 文东升 | 王正飞 |
| 王金敖 | 冯　光 | 冯智田 | 卢中南 | 申屠杭 |
| 石　岩 | 李力达 | 邢路微 | 余少华 | 吴建军 |
| 妥　佳 | 张鸿斌 | 张平西 | 苏艺丹 | 周　琴 |
| 林俊贤 | 罗　锋 | 范　鹤 | 祖　燕 | 顾　健 |
| 徐　宁 | 袁青春 | 袁　莎 | 郭　丽 | 董斯彬 |
| 程有全 | 谢　杨 | 蓝小云 | 裴红生 | 蔡　平 |

**编　　务**　范　鹤　张鸿斌　苏艺丹　徐　宁

中国协和医科大学出版社

**图书在版编目（CIP）数据**

卫生计生监督执法案例评析汇编／赵延配，陈锐主编. —北京：中国协和医科大学出版社，2016.1

ISBN 978-7-5679-0502-3

Ⅰ. ①卫⋯　Ⅱ. ①赵⋯ ②陈⋯　Ⅲ. ①医药卫生管理-案例-汇编-中国　Ⅳ. ①R199.2

中国版本图书馆 CIP 数据核字（2015）第 011340 号

## 卫生计生监督执法案例评析汇编（2015）

主　　编：赵延配　陈　锐
责任编辑：许进力　王朝霞

出版发行　中国协和医科大学出版社
　　　　　（北京东单三条九号　邮编100730　电话65260431）
网　　址：www. pumcp. com
经　　销：新华书店总店北京发行所
印　　刷：北京玺诚印务有限公司

开　　本：787×1092　　1/16 开
印　　张：11
字　　数：260 千字
版　　次：2016 年 1 月第 1 版
印　　次：2017 年 11 月第 4 次印刷
定　　价：40.00 元

ISBN 978-7-5679-0502-3

# 前　言

　　为规范卫生计生监督执法行为，提高监督队伍执法能力，推动基层监督执法工作开展，国家卫生计生委综合监督局与监督中心组织开展了 2014 年度卫生计生监督执法案例评查工作。

　　各地卫生计生行政部门和监督机构高度重视，积极响应，将案例评查作为提高执法质量的有力举措和重要抓手，加强评查工作宣传动员，组织案例征集和初评工作。共征集到全国 30 个省、自治区、直辖市和新疆生产建设兵团报送执法案例 302 件，涵盖了公共卫生、医疗卫生和计划生育各专业领域。经组织专家认真评查，评选出优秀案例百余件。

　　本次评查发现，2015 年报送案例质量较去年有了一定程度的提高，各级监督机构公正文明执法，依法惩处各类违法行为，执法案卷制作质量较好，撰写案例材料分析比较到位，对监督执法工作存在的法律适用问题，遇到的新情况能积极探索，对当前卫生计生监督执法实践具有借鉴意义。本书从评选出的优秀案例中选取 58 件，组织专家对案例进一步剖析，力求理论与实际紧密结合。本书收集的案例具有一定的典型性，实用性强，既可作为监督员的培训教材，又可作为监督执法实践的参考资料。

　　本书疏漏和不妥之处，敬请批评指正。

国 家 卫 生 计 生 委 综 合 监 督 局
国家卫生计生委卫生和计划生育监督中心
2015 年 12 月

# 目　　录

# 一、胡某伪造卫生许可证擅自从事住宿服务案

## 【案情介绍】

2013 年 11 月 28 日，胡某在女儿李某的陪同下持伪造的卫生许可证向某区便民服务中心递交《卫生许可证》复核申请审批表，因该伪造的卫生许可证达到了以假乱真的地步，便民服务中心受理人员未能辨别真伪亦予以受理，并出具了编号为（某）卫许受字[2013] 第 33030202097 号的卫生行政许可申请受理通知书和编号为（某）卫许收字[2013] 第 33030202107 号的行政许可申请材料接收凭证。2013 年 12 月 6 日，卫生执法人员对该旅馆进行现场审查时，未能发现该卫生许可证系伪造，执法人员审查结束后，再次对胡某提供的书面材料进行审查，发现该卫生许可证正本和副本所印背景花纹与卫生行政部门核发的卫生许可证所印背景花纹稍有不同，经仔细甄别，发现该证存在伪造的嫌疑，然后于 2013 年 12 月 11 日到该店进一步调查。在调查过程中由于胡某不认识字，卫生执法人员向其宣读了现场检查笔录和询问笔录中的内容，胡某均予以承认，并在其女儿李某的见证下盖下私章。现场拍摄的数码照片证明旅馆的营业状况；同时启用执法记录仪，对现场取证全程摄录，并制成视频光盘入卷。

其供述 2011 年其经营的旅馆原卫生许可证到期前，曾向我局卫生行政审批窗口申请办理新卫生许可证，因为家里有违章建筑，无法取得无违章证明，不符合许可条件而被退回。后来，胡某花了 800 元托人办理了证号为某卫公证字（2011）第 0927 号卫生许可证正、副本，有效期限从 2011 年 11 月 30 日至 2015 年 11 月 29 日止。

同时，经卫生执法人员核实，我局并未核发过证号为某卫公证字（2011）第 0927 号卫生许可证，胡某所持证号为某卫公证字（2011）第 0927 号卫生许可证，其正副本系伪造。

在调查过程中，胡某辩称，案发前并不知晓所持卫生许可证正副本系伪造。对于胡某上述辩解，承办人认为胡某作为公共场所经营者，其原卫生许可证是其通过合法途径取得的，故其知晓办理卫生许可证的程序。胡某明知在不符合许可条件而被我局卫生审批窗口退回的情况下，仍私下委托他人办证，可推定其主观上存在放任办理伪造卫生许可证的故意。同时，胡某虽然于 2013 年 11 月 28 日向某区便民服务中心递交年检审批材料并被受理，但该受理程序仅对申请人所递材料进行形式审查，并未对卫生许可证的合法性和真实性进行审查。故承办人认为胡某已构成未依法取得公共场所卫生许可证擅自营业，同时符合以伪造的卫生许可证擅自营业的情形。

胡某经营的旅馆于2011年11月30日至2013年12月11日期间以伪造的卫生许可证擅自从事住宿服务经营,擅自经营时间两年零壹拾贰天的行为已经违反了《公共场所卫生管理条例实施细则》第二十二条第二款的规定。依据《公共场所卫生管理条例实施细则》第三十五条第(三)项的规定,参照《某省卫生系统行政处罚自由裁量实施细则》的规定,本机关决定对当事人作出警告和罚款人民币贰万捌仟元整(28000.00元)的行政处罚。

本机关于2014年3月7日送达了行政处罚决定书,胡某于2014年3月13日依法领取了卫生许可证。

在案件执行过程中,胡某提出其年龄72岁,老伴卧病在床,家中经济困难,要求分三期缴纳罚款。经行政机关负责人批准,当事人最终于2014年5月7日缴纳完2.8万元罚款。该案于2014年5月13日结案。

## 【案件评析】

1. 当事人伪造的卫生许可证正本和副本与卫生行政部门核发的相似度极高,卫生监督员不仅对卫生许可证进行形式审查,还对其合法性和真实性进行实质审查。

2. 当事人年逾七十,不识字,执法人员向其宣读执法文书的内容。在做询问笔录时,有其女儿李某在场,询问后,卫生执法人员向其宣读了询问笔录中的内容,胡某均予以承认,在确认无误后,在其女儿李某的见证下加盖私章,捺指印。这一做法符合现代法治社会"以人为本"的价值理念。

3. 本案在公共场所违法案件取证中首次启用执法记录仪,对现场取证全程摄录,并制成视频光盘入卷。自某区卫生监督所购置执法记录仪以来,在公共场所违法案件查处中首次启用取证,使取证的过程更加合法有效。

4. 本案执行时罚款分期缴纳,充分考虑到当事人的具体困难,当事人年龄72岁,老伴卧病在床,家中经济困难,要求分三期缴纳罚款。这种延期缴纳罚款的情形符合《行政处罚法》的规定。

## 【思考建议】

1. 卫生许可证的"伪造"引发的思考。孔子说:"人无信不立。"诚信经营、诚实守信是每一个经营者的守则。目前,中国社会的"造假病"越来越猖獗,伪造健康证、检测报告单和卫生许可证的案件时有发生,给我们提出了新的监管课题。一方面,我们应该采用多种监管手段,如建立相关信息管理查询系统等,防止此类事件的发生,不给不法分子以可乘之机。另一方面,我们应重建社会诚信体系,要对造假"零容忍",对通过伪造或其他不法手段取得证件的,将依法予以严惩。本案伪造卫生许可证擅自从事住宿经营活动,是一起以伪造卫生许可证擅自营业的典型案件,填补了此类违法案件的空白。

2. 视听资料有力证明了执法取证过程的合法有效。视听资料是指采用现代科学技术,利用图像、音响及计算机储存反映的数据和资料，来证明案件真实情况的一种证据，包括录像带、录音带、电影胶片、电影胶卷、微型胶卷、电话录音、雷达扫描资料和计算机储存数据资料等。

视听资料作为证据存在某些瑕疵和弱点，不能作为单独定案事实的依据，必须依靠其他证据的佐证，补强证据价值，才可作为定案依据。但也不能因此就全部否认其作为证据的证明力，而要通过全部证据的综合审定，补强视听资料的证明力，以求最大限度地接近客观真实，实现实体正义。在视听资料为单一证据的情况下，有必要提示当事人提供其他证据佐证。根据《最高人民法院关于民事诉讼证据的若干规定》第七十条的规定：一方当事人提出的下列证据，对方当事人提出异议但没有足以反驳的相反证据的，人民法院应当确认其证明力：（一）书证原件或者与书证原件核对无误的复印件、照片、副本、节录本；（二）物证原物或者与物证原物核对无误的复制件、照片、录像资料等；（三）有其他证据佐证并以合法手段取得的、无疑点的视听资料或者与视听资料核对无误的复制件；（四）一方当事人申请人民法院依照法定程序制作的对物证或者现场的勘验笔录。本案中卫生执法人员启用执法记录仪，对现场取证全程摄录作为视听资料证据采用，除此之外，还有现场检查笔录，有当事人胡某和她女儿的询问笔录，4张旅客住宿登记簿复印件等证据作为佐证，形成了完整的证据链。

3. 建议在卫生许可证复核和延续时应调取原办理卫生许可的相关材料，就可以避免假证被受理。如果使用信息系统就会更方便快捷了。

**供稿单位：**浙江省温州市鹿城区卫生监督所

**评析专家：**冯智田、于晓刚

# 二、某物业服务公司未取得卫生许可证经营商场案

## 【案情介绍】

2014 年 7 月 2 日，我市卫生监督员在日常巡回监督中发现某大型商场未取得卫生许可证，擅自营业。该商场分三层将近一万平方米的经营面积，经营的商品有珠宝、箱包、音响、电脑等。陪同检查的是某物业服务有限公司办公室负责人。调查了解到，该商场与其他商场有一个很大的不同，其他商场或者是由某一个大业主整体出租给各商户去各自经营珠宝、箱包等，或者由一个经营者把各摊位承租下来再转租或经营，但该商场房屋产权归属于近二百个不同的业主，这些业主各自将摊位或铺面分别出租给不同的商品经营者。这些摊位或铺面（以下简称商铺）共用一个空间，共用集中空调通风系统，共用电梯步梯，组成了我们需要监督管理的商场。我们认定的经营主体是陪检的物业服务公司，9 月 25 日送达《行政处罚事先告知书》，该物业服务公司在陈述申辩书中表示该公司既不是商场的产权人，也不是商场内商品的经营者，所以他们不是商场的经营者，他们只是"为各商铺的实际经营者提供维修、保安等物业服务"，并没有得到房屋产权人以及商铺经营者的授权，所以不是办证的主体。针对陈述申辩书中的有关内容，监督员走访商铺经营户进行进一步核实，确定该物业公司不单是提供物业服务，还是该商场实际经营者。最终仍认定物业服务公司是本案违法主体。经报上级卫生行政部门批准延期后，卫生行政部门于 11 月 19 日下达了《行政处罚决定书》，对当事人给予警告及罚款 15000 元的行政处罚。当事人于 12 月 3 日自觉履行处罚义务。

## 【案件评析】

本案中主体的认定是一个难点。因为本案经营主体情形特殊，因此在对认定物业服务公司经营行为的调查中可谓反反复复。在经过大量的调查和咨询斟酌后，我们仍认定物业服务公司为经营者，理由如下：

1. 经营者持有经营场地产权证并不是其公共场所经营主体资格认定的必要条件。我们在认定一个公共场所的经营者时，并不以其是否是房屋产权人为必要条件，经营者也并不需要取得房屋产权人的授权后才能经营。

2. 依据《公共场所卫生管理条例》而制定的《广西壮族自治区公共场所卫生管理办法》第三条第（六）项规定："公共场所卫生监督范围包括商场（店）、书店；城市营业面

积 300m² 以上和县、乡、镇范围内营业面积 200m² 以上的室内场所、书店"，也就是说，卫生学意义上的"商场"是经营面积在 300 平方米以上的商店，本案中的商铺均只有十几到数十平米不等，没有面积超过 300 平方米的。所以我们认定这些商铺的经营者经营的只是诸如珠宝、箱包之类的商品，并没有经营商场。

3. 本案认定物业服务公司为经营者主要有以下证据及理由：

（1）物业服务公司与商户的合同：物业服务公司与各商铺签订的物业服务合同中除常规物业服务的条款外，还规定乙方（商铺租赁者）"不得从事非法经营活动"、"不得严重违反商场和有关规章制度不听规劝"否则，甲方（物业公司）"有权解除本合同，收回铺位，押金不予退还给乙方"。甲方还规定乙方"销售活动必须实行现货交易，不准开展预收款式的预售或代购、代销业务"。可见，物业服务公司跟商户不仅仅有物业服务方面的权利义务，还有与经营活动有关的限制性条款。

如果铺位是由房产所有权人出租而非物业公司出租的，物业公司怎么做到"收回铺位"呢？物业公司表示有一部分是他们代租，有一部分房产所有权人自行出租，对不由他们代租的商铺，他们会采取停水停电的方式让商铺无法经营来达到"收回铺位"的结果。物业公司的这一行为，与普通的物业公司有明显不同。为什么他们会对不符合其要求的商铺强制"收回铺位"呢？我们认为，这也是他们经营的需要，因为商铺不合其要求的某些行为会给他们的经营带来不良影响，造成不良后果。

（2）物业公司对商铺的代租和代收租金行为：我们调查发现，商场内各商铺经营者存在着一定的流动性，而部分铺位业主长期不在本地，因此物业服务公司接受部分业主的委托，对商铺进行转租和代收租金。并且物业公司对商铺的转租和代收租金是无偿的。为什么无偿的工作他们都做？我们认为让每一个商铺及时地转租出去，才能保持商场经营秩序的正常，并且无论转租和代收租金无偿还是有偿，都体现了物业公司对商场的经营。

（3）物业公司对商户的管理行为：物业服务公司制定了一些规章制度，如为了商场的整洁有序，限制商铺摆放货物的高度，要求各商铺按时开摊收摊，对提前收摊或延迟开摊的，物业公司会强行撬锁，使商场保持一种让顾客感觉良好的经营状态。从这一点上也可以看出来，商场是物业服务公司在经营，而各个商铺经营的只是自己的小店，换言之，是经营自己的商品。

另外，我们调查发现，商场负一楼的公告栏上张贴有该物业公司对商户的"评比奖罚表"，物业服务公司对商品摆放整齐和按时开收摊的商户会给予一定额度的资金，反之会以予一定额度的罚款，以鼓励和引导各商户遵守规章制度。

（4）本案物业服务公司的经营行为还表现在收费方面：据调查，本案物业服务公司的收费是市场性质的，也就是说物业费收高或低在主观上由物业服务公司说了算，在客观上取决于该商场经营状况的好坏。物业公司负责人表示，之所以采取低收费，是因其担心收费过高会导致商铺经营者弃摊转至其他场所。可想而知，如果该商场人气旺，经营状况好，想进驻的商家多的话，物业公司自然会提高物业服务费。从这个角度也可以看出来，所谓的"物业服务费"只是一个称谓，该物业服务公司是以收"物业服务费"的形式，实现着对商场经营效益的收获。

（5）经调查了解，该物业公司自成立以来，一直管理并且只管理着这家商场。该公司依赖且只依赖这家商场而生存。虽然本案物业服务公司很多物业管理行为与其他物业公司的物业管理行为一样，如清洁、保安等，但公司更多的行为远远超越了物业服务。如果说常规物业公司是通过提供物业管理服务的方式而赖以生存，那么，本案物业公司是通过经营商场的方式赖以生存，而物业服务只是其经营商场过程中的一部分工作。

综上所述，我们认为，本案中房产所有权人经营的是房产，商铺经营者经营的是商品，只有物业服务公司经营着该面积近一万平方米的商场。

## 【思考建议】

本案中，经营主体资格认定是一个难点，监督员通过大量认真而详细的调查，最终确认了经营主体资格，非常有借鉴意义。有人认为商铺产权人和（或者）商铺经营者与物业服务公司构成共同经营商场。但是，我们认为商铺产权人经营的只是房产，如果商铺产权人构成共同经营的话，那出租房产用于经营公共场所的比用于经营其他项目的产权人无疑多了一份行政责任，我们认为这是没有法律依据的。当公共场所产生卫生行政责任时，房产出租人显然是没有相应的行政责任的。随着社会的发展，经济活动的形式也不断发生着变化，而我们的法律法规有一定的滞后性，在这样的社会变化中，如何既履行好我们的职责，保障人民群众的健康安全，又依照和执行好法律法规，不超越法律法规的界限，是我们需要认真思考和把握的问题。

**供稿单位：**广西壮族自治区北海市卫生监督所

**评析专家：**冯智田、于晓刚

# 三、某商场未取得公共场所卫生许可证擅自营业等案

## 【案情介绍】

2012 年 6 月 17 日，某市卫生局卫生行政执法人员在日常监督检查中发现，从 2012 年 1 月 1 日起，某商城未取得公共场所卫生许可证擅自营业。同时，商城经营者安排未获得健康合格证明的从业人员上岗从事直接为顾客服务的工作。对该商城的违法行为，卫生行政执法人员下达了《当场行政处罚决定书》，给予警告，并责令限期整改。该商城在 6 月 28 日向该市卫生局递交了延期办理卫生许可证和从业人员健康证的申请。该市卫生局组织相关人员集体讨论，结合实际情况同意该商城暂缓办理卫生许可证，截止日期到 2012 年 12 月 30 日。

2013 年 1 月 8 日，卫生行政执法人员再次对该商城进行检查，发现该商城仍未按照整改意见办理卫生许可证，也未组织从业人员进行健康检查，于是对该商城的违法行为立案调查，认定该商城未取得公共场所卫生许可证擅自营业，违反了《公共场所卫生管理条例实施细则》第二十二条第二款规定，依据《细则》第三十五条第一款第（一）项、第（二）项规定，决定给予该单位警告，并处以 30000 元罚款；商城的经营者安排未获得有效健康合格证明的从业人员从事直接为顾客服务工作的行为，违反了《细则》第十条第一款规定，依据《细则》第三十八条的规定，决定给予该商城警告，并处以 15000 元罚款，合并处以 45000 元整的罚款。该商城接到《行政处罚事先告知书》后，放弃了陈述申辩和听证等各项法定权利。卫生行政部门于 2013 年 2 月 25 日给该商城送达了《行政处罚决定书》，并由当事人当场签收。

接到《行政处罚决定书》之后，该商城在法定的期限内既没有履行处罚决定的内容，也没有改正违法行为，未申请行政复议，未向人民法院提起行政诉讼。于是，卫生行政部门向该商城送达了《催告书》，并于 2013 年 8 月 24 日向人民法院送达了《强制执行申请书》，申请人民法院强制执行。该市中级人民法院受理强制执行申请书后，认定卫生行政部门作出的行政处罚决定符合法律规定的强制执行条件，决定准予强制执行。该商城接到法院《执行裁定书》后，请求法院对此案进行和解，并表示认同监管，接受处罚，同意本案执行款本金 45000 元于 2014 年 2 月 20 日前一次性缴纳完毕。

但是，该商城在规定的时间内并没有履行和解协议约定的义务，2014 年 7 月 29 日，卫生行政部门向人民法院申请恢复对本案的执行。因被执行人没有办理工商执照，某市市场

物业管理处系其上级主管部门，且收取该商城的租赁费用，某市市场物业管理处系该商城的权利义务承受主体，依据《最高人民法院关于适用〈中华人民共和国民事诉讼法〉若干问题的意见》及《最高人民法院关于人民法院执行工作若干问题的规定（试行）》的有关规定，卫生行政部门申请追加市场物业管理处为本案被执行人。人民法院同意追加第三人市场物业管理处为本案被执行人。2014年9月16日，该人民法院作出《执行裁定书》，对被执行人市场物业管理处自有银行账户存款在本案执行款90000元范围内进行冻结。2014年10月10日人民法院将执行款存入行政处罚罚没款专用账户。2014年10月28日，卫生行政执法人员对该案件进行回访时发现，该商城因改造升级已于2014年10月20日停止营业。该案件于2014年11月10日结案。

【案件评析】

1. 案件案情重大、事实调查清楚。该案系典型的合并处罚案件，案件涉及商城未取得《公共场所卫生许可证》开展营业活动和300余人未取得有效健康合格证明直接为顾客服务两个案由，案情重大、复杂，卫生行政执法人员以事实为依据、以法律为准绳，对此案进行深入调查，多方取证，对违法事实的认定均有现场笔录、询问笔录、书证等相关证据证明，各项证据充分确凿，特别是在能维护法律权威和社会和谐稳定两个方面的前提下，充分利用各种法制手段措施，将此案依法办结，实属不易。

2. 案件办案周期长、程序合法。自2013年1月10日立案，于2014年11月10日结案，历时22个月，依照《行政处罚法》的规定，历经了受理、立案、调查取证、合议、审批、处罚（听证）告知、处罚决定、送达、催告、强制执行、和解、增加第三人、再次强制执行等程序，运用法律程序合法，所适用的法律条款正确，体现办案人员娴熟的办案技巧和较高的法律素养。

3. 案件主体的确定值得借鉴。该案的背景具有特殊性，被处罚主体原为工商局直属单位，刚刚完成改制，划归该市市场监管处监管，各项工作处在改制过渡的特殊背景下，该商城改制后虽未取得工商营业执照，但一直作为一个独立法人实体存在，故执法人员将该商城作为被处罚主体，此做法虽值得商榷，但当地人民法院对此予以认同，未提出异议，一直将该商城作为执行主体。在该案第一次强制执行和和解后，当事人仍不履行法定义务，执法人员依据《民事诉讼法》第二百三十二条、《最高人民法院关于适用〈中华人民共和国民事诉讼法〉若干问题的意见》第二百七十二条规定，将收取商城的租赁费用的上级主管部门——市场物业管理处，作为该商城的权利义务承受主体，向人民法院追加第三人市场物业管理处为本案被执行人，得到人民法院的支持。人民法院对第三人实施了强制执行。此做法在公共场所卫生监管中极为少见，值得在今后执法过程中予以参考借鉴。

## 【思考建议】

1. 良好的法制环境和深入的执法配合，保证了此案的查处。该案的成功强制执行，得益于有良好的法制环境，得益于领导重视，在人民法院、卫生行政部门、卫生行政执法人员的共同努力下，该案成功办结，保证了法律法规的有效实施，维护了法律的尊严。

2. 本案部分行政行为值得商榷。该商城在 2012 年 6 月 28 日向某市卫生局递交了延期办理卫生行政许可证、健康证的请示，经领导组织相关人员集体讨论，同意暂缓办理，尽管主要是考虑到信访稳定的问题，但依据《行政许可法》规定，此行为值得商榷。在第一次发现该商城的违法行为时，卫生行政执法人员下达了《当场行政处罚决定书》给予警告，是由于该市政府明确规定，第一次发现违法行为时，不得进行罚款处罚。这些做法值得我们思考。

**供稿单位：**黑龙江省鹤岗市卫生局卫生监督所

**评析专家：**于晓刚、冯智田

# 四、某宾馆未按照规定对公共场所空气等
# 进行卫生检测案

## 【案情介绍】

2014 年 6 月 23 日，某区卫生局卫生行政执法人员在日常卫生监督执法中发现：某宾馆未按照卫生标准、规范的要求对公共场所空气、微小气候、水质、采光、照明、噪声、顾客用品用具等进行卫生检测。卫生行政执法人员当场制作了现场检查笔录，同时下达《责令改正通知书》，责令当事人改正违法行为。执法人员按照一般程序立案，对该宾馆的负责人进行了调查询问，着重询问了该宾馆未对公共场所进行卫生检测的时间范围。该宾馆负责人承认自 2013 年 1 月至 2014 年 6 月 23 日期间未按照卫生标准、规范的要求对公共场所进行卫生检测，违反了卫生检测每年不得少于一次的要求。

某区卫生局认为该宾馆未按照卫生标准、规范的要求对公共场所进行卫生检测，违法事实清楚，证据确凿，认定当事人的行为违反了《公共场所卫生管理条例实施细则》第十九条第一款，依据《公共场所卫生管理条例实施细则》第三十六条第一款第（一）项，做出予以当事人警告并罚款人民币二千元整的行政处罚决定。当事人未提出异议，于 2014 年 6 月 30 日自觉履行了该行政处罚决定。

## 【案件评析】

本案来源于经常性卫生监督检查，案情相对简单明了。总体来看，该案认定事实清楚，证据充分，引用法律条文准确，行政处罚裁量得当，程序合法。综合分析该案存在以下特点：

1. 依据《公共场所卫生管理条例实施细则》对公共场所未进行卫生检测进行处罚。2011 年 5 月实施的《公共场所卫生管理条例实施细则》，与之前相比，对公共场所卫生检测时间有了明确要求，规定检测每年不得少于一次。

2. 对"每年"的时间认定。本案中，当事人违反了《实施细则》第十九条第一款"公共场所经营者应当按照卫生标准、规范的要求对公共场所的空气、微小气候、水质、采光、照明、噪声、顾客用品用具等进行卫生检测，检测每年不得少于一次……"的规定。本条中"每年"如何界定，成为本案认定违法事实的关键。为此，案件承办人着重调查了该宾馆未对公共场所进行卫生检测的时间范围，兼顾了自然年度和检测周期年度，以当事人自

卫生行政执法人员检查之日起上一个自然年度始，是否进行过卫生检测进行调查。即从 2013 年 1 月开始计算，避免了当事人 2013 年 6 月以前曾经做过检测，或 2014 年 6 月以后还有时间做检测的时间跨度上的漏洞。本案，当事人承认自 2013 年 1 月至 2014 年 6 月 23 日期间一直未对公共场所进行卫生检测，从时间上认定了 2013 年一年、2013 年 6 月到 2014 年 6 月都未检测的违法事实，避免了因对"每年"界定上的异议造成的违法事实认定不清。

## 【思考建议】

针对新《公共场所卫生管理条例实施细则》第十九条第一款中"检测每年不得少一次"的"每年"这一时间规定，没有相应的解释，在认定上可能会产生不同的理解，以检测间隔一周年计，还是以"自然年度"（即每年 1 月 1 日到 12 月 31 日）计算？一种观点是如果按照条款字面理解，"每年"，可以理解为自然年度，如 2012 年做了检测，只要在 2013 年度里完成一次检测，即使是 2013 年 12 月 31 日做的检测也不违法。另一种观点是第一次检测距离第二次检测时间小于一年，例如第一次检测是 2012 年 6 月 23 日，第二次检测必须在 2013 年 6 月 22 日前完成。本案中，案件承办人员兼顾了两者。但在实际操作中，建议支持第二种观点，以两次检测时间跨度必须小于一年来确定检测时间，能确保任何一年的时间段内不少于一次检测。同时也希望立法部门针对该法条中检测时间的规定进行进一步的解释说明，引导基层规范实施行政处罚。

**供稿单位：** 北京市东城区卫生局卫生监督所

**评析专家：** 于晓刚、冯智田

## 五、某百货有限公司某分店商场集中空调通风系统 未经卫生检测逾期不改案

### 【案情介绍】

2013年8月19日，卫生行政执法人员在对某百货有限公司某分店商场公共场所进行现场监督检查时发现，其集中空调通风系统未经卫生检测投入使用，该行为违反了《公共场所卫生管理条例实施细则》第十一条第二款、第二十三条第二款的规定，卫生行政执法人员当场下达了卫生监督意见书，责令其30日内改正。10月8日，卫生行政执法人员再次到该商场进行现场监督检查时发现，正在使用的集中空调通风系统仍未进行卫生检测。卫生行政执法人员当场制作了现场笔录及询问笔录，并下达了卫生监督意见书，责令立即改正。10月10日，卫生行政部门对该商场以违反《公共场所卫生管理条例实施细则》第十一条第二款予以立案，并以其"投入使用的集中空调通风系统未经卫生检测、逾期不改"为由，依据《公共场所卫生管理条例实施细则》第三十七条第（七）项的规定，给予警告、罚款人民币玖仟元整（￥9000.00元）的行政处罚，同时责令立即改正。10月22日，卫生行政执法人员对其下达了《行政处罚事先告知书》，但送达文书时，该单位值班副总经理陈某以"我签不了"为由拒绝签字，卫生行政执法人员当场宣读了《行政处罚事先告知书》内容后，将送达的文书留置在该单位培训室办公桌上，该单位值班副总经理陈某在现场，卫生行政执法人员对送达现场拍照留存。该单位逾期未提出陈述和申辩，11月7日，卫生行政执法人员对其下达了《行政处罚决定书》。送达该文书时，该单位值班副总经理陈某以"上级公司全面负责"为由拒绝签字。卫生行政执法人员当场宣读了行政处罚决定书内容后，将文书留置在该单位培训室办公桌上，该单位值班副总经理陈某在现场，卫生行政执法人员对送达现场拍照留存。2014年3月3日，该单位未履行行政处罚决定，卫生行政执法人员送达了《催告书》。当日值班副总经理李某、助理张某以"不能签字"为由拒绝签字，卫生行政执法人员宣读了《催告书》内容，将文书留置在办公桌上，卫生行政执法人员对送达现场拍照留存。3月24日，该单位仍未履行行政处罚决定，卫生行政机关申请法院强制执行。2014年10月27日执行完毕，10月29日结案。

### 【案件评析】

本案是一起关于集中空调通风系统卫生检测的案件，此类案件系《公共场所卫生管理

条例实施细则》实施后新出现的案件，具有借鉴意义。本案认定的违法事实清楚，证据充分，适用法律法规正确，程序合法，行政处罚适当。以下两处尤其值得借鉴。

1. 被处罚主体的确定。该案当事人为某百货有限公司分店商场，该公共场所系某有限公司的分支机构，该分店能否独立承担民事和行政责任，存在争议。根据《行政处罚法》第三条规定，"公民、法人或者其他组织违反行政管理秩序的行为，应当给予行政处罚的，……由行政机关依照本法规定的程序实施"。《最高人民法院关于执行〈中华人民共和国行政诉讼法〉若干问题的解释》第九十七条规定，"人民法院审理行政案件，除依照行政诉讼法和本解释外，可以参照民事诉讼的有关规定"。《最高人民法院关于适用〈中华人民共和国行政诉讼法〉若干问题的意见》第四十条规定，"其他组织是指合法成立、有一定的组织结构和财产，但又不具备法人资格的组织，包括：（5）法人依法设立并领取营业执照的分支机构；……"。本案中，该分店由某百货有限公司依法设立并领取营业执照的分支机构，属于其他组织，依法可以成为行政相对人，可以成为行政处罚的主体。同样根据该司法解释第四十一条规定，"法人非依法设立的分支机构，或者虽依法设立，但没有领取营业执照的分支机构，以设立该分支机构的法人为当事人。"据此，只有在法人依法设立且并未领取营业执照的分支机构，其设立法人才依法成为行政相对人。值得注意的是，2015年2月14日实施的《最高人民法院关于适用〈中华人民共和国民事诉讼法〉的解释》对此规定没有变化。

2. 留置送达程序的适用。本案中卫生行政执法人员多次送达均被当事人以各种理由拒绝签字，为此执法人员采取了留置送达的方式。在留置送达过程中，执法人员参照执行了《最高人民法院关于适用〈中华人民共和国民事诉讼法〉的解释》第一百三十一条"当事人拒绝签署送达回证的，采取拍照、录像等方式记录送达过程视为送达"的有关规定，将送达过程照片留存，这也为行政执法人员送达工作提供了一个可以参考的方法。

## 【思考建议】

公共场所集中空调通风系统卫生检测是《公共场所卫生管理条例实施细则》实施后新出现的案件，对于加强公共场所集中空调通风系统卫生检测管理提供明确的法律依据和法律责任，提高了法律的适用性。但在实际操作过程中，一些公共场所在卫生行政执法人员多次提出限期改正意见，却仍然逾期不改，其主要原因是违法成本过低。行政处罚的罚款额度低于卫生检测费用，远低于集中空调通风系统的清洗消毒费用，致使宁肯接受处罚也不进行卫生检测，导致这些单位无视法律法规，拒绝落实法律法规规范标准，影响公共场所卫生监管工作。这是立法中的不足，建议立法机关研究完善法律规定，调整罚款额度，增加当事人的违法成本，震慑违法行为。

**供稿单位：** 辽宁省丹东市卫生监督所
**评析专家：** 于晓刚、冯智田

# 六、某宾馆投资有限公司提供的顾客用具
## 未按照卫生要求消毒、保洁案

### 【案情介绍】

2014年3月29日，某市卫生监督所对某宾馆投资有限公司卫生监督检查中发现该单位客房内桌面摆有印有'汉庭快捷'字样的陶瓷水杯及烟灰缸；客房卫生间内摆放印有'汉庭快捷'字样的陶瓷漱口杯；四楼消毒间内有撮箕，内有垃圾，陶瓷杯放于未见柜门的木架上，保洁柜内未见消毒清洗后的陶瓷杯。布草间内放有其他物品，布草柜无门帘。该宾馆一、三、四、五楼的消防对外通道未见防蝇门（帘）等相关设施。卫生行政执法人员现场制作了现场笔录，下达了《卫生监督意见书》责令其立即改正布草存放不规范、楼道内防蝇设施不全的行为。本案自2014年3月29日立案，案件经合议后，认为其消毒间内有撮箕，内有垃圾，陶瓷杯放于未见柜门的木架上的行为违反了《公共场所卫生管理条例》第三条第一款第（五）项、《公共场所卫生管理条例实施细则》第十四条的规定，依据《公共场所卫生管理条例》第十四条第一款第（一）项、《公共场所卫生管理条例实施细则》第三十六条第（二）项拟给予当事人以下处罚：①给予警告；②罚款人民币1000元。进行事先告知后，该企业放弃陈述和申辩。随后按相关程序下达了处罚决定和进行了送达。该企业自觉履行，案件结案。

### 【案件评析】

此案整体较为简单，但对执法人员全面、系统掌握《公共场所卫生管理例实施细则》和《住宿行业卫生规范》提出了较高要求。

1. 对布草存放不规范、防蝇设施不全的处理。《住宿行业卫生规范》第三条第（三）项"储藏间，是指用于存放客用棉织品、一次性用品等物品的房间"；第八条"住宿场所宜设立一定数量储藏间。储藏间内应设置数量足够的物品存放柜或货架，并应有良好的通风设施及防鼠、防潮、防虫、防蟑螂等预防控制病媒生物设施。"《公共场所卫生管理条例实施细则》第十六条"公共场所经营者应当配备安全、有效的预防控制蚊、蝇、蟑螂、鼠和其他病媒生物的设施设备及废弃物存放专用设施设备，并保证相关设施设备的正常使用，及时清运废弃物。"对布草间的设置均有相关要求。该单位布草间内放有其他物品，布草柜无门帘。一、三、四、五楼的消防对外通道未见防蝇门（帘）等相关设施的行为依据第三

十七条第（四）项，责令其立即改正。

2. 对未按照规定对顾客用品用具进行清洗、消毒、保洁的处罚。《住宿行业卫生规范》第三条第（五）项"公共用品用具，是指供给顾客使用的各种用品、用具、设备和设施总称，包括床上用品、盥洗物品、饮具、清洁工具、拖鞋等"及第七条第（三）项"应配备已消毒饮具（茶杯、口杯、酒杯等）专用存放保洁设施，其结构应密闭并易于清洁"对杯具的消毒保洁提出了规定。该单位消毒间内有撮箕，内有垃圾，陶瓷杯放于未见柜门的木架上的行为违反了《公共场所卫生管理条例》第三条第一款第（五）项、《公共场所卫生管理条例实施细则》第十四条的规定，依据《公共场所卫生管理条例》第十四条第一款第（一）项、《公共场所卫生管理条例实施细则》第三十六条第（二）项的规定，同时结合《某市卫生行政处罚自由裁量细化指导标准》第十四条第（九十三）项给予当事人以下处罚：①给予警告；②罚款人民币1000元。并责令其立即改正。

**【思考建议】**

1. 证据链的形成。本案在现场调查取证过程中的证据链形成是其亮点之一。卫生行政执法人员在发现其杯具消毒不符合规范的同时对房间使用的杯具也进行了拍照，在现场笔录中使用"桌面摆有印有'汉庭快捷'字样的陶瓷水杯及烟灰缸；客房卫生间内摆放印有'汉庭快捷'字样的陶瓷漱口杯"的文字进行了描述。通过照片对比可以发现存放于消毒间内木架上的陶瓷杯与房间内使用的陶瓷杯是同一类型的器具。而对现场"保洁柜内未见消毒清洗后的陶瓷杯"这样的描述更进一步锁定了"未按照规定对顾客用品用具进行清洗、消毒、保洁"的违法行为。这样违法主体、违法地点、违法行为等多个方面得到了有效印证，杜绝了在进一步调查询问过程中违法主体狡辩"陶瓷杯未提供给顾客使用"的情况出现。

2. 法无明文规定不处罚。本案件在对布草间的处理上也值得我们思考。有时卫生行政执法人员在监督检查时会根据自己对法律法规的理解，提出一些"具体"要求，例如："住宿场所宜设立一定数量储藏间。储藏间内应设置数量足够的物品存放柜或货架，并应有良好的通风设施及防鼠、防潮、防虫、防蟑螂等预防控制病媒生物设施。"卫生行政执法人员通常会理解为"使用专用布草间，布草间内不得存放其他物品；在布草间内配备有门的存放柜或者是有布帘的货架"，如果在检查过程中发现监督对象没有按照卫生行政执法人员的"要求"实施，卫生行政执法人员可能会按照《公共场所卫生管理条例实施细则》第三十六条第（二）项"未按照规定对顾客用品用具进行清洗、消毒、保洁，或者重复使用一次性用品用具的"内容，进行"给予警告，并可处以二千元以下罚款"的行政处罚。《住宿行业卫生规范》第八条对储藏间并没有明确规定"使用专用布草间，布草间内不得存放其他物品；在布草间内配备有门的存放柜或者是有布帘的货架"，因此我们不能简单地认为监督对象的"储藏间"没有达到"有良好的通风设施及防鼠、防潮、防虫、防蟑螂等预防控制病媒生物设施"的要求，因此也不能认为监督对象"未按照规定对顾客用品用具进行清洗、消毒、保洁"而进行行政处罚。

　　**供稿单位：**湖北省武汉市卫生监督所

　　**评析专家：**于晓刚、冯智田

# 七、某公司网店销售无卫生许可批件的涉及饮用水卫生安全的产品案

## 【案情介绍】

2014 年 7 月 25 日，某区卫计局收到市卫生局《卫生监督投诉举报移（送）单》转移交办省内某市工商局某分局移送案件线索，称举报人在网络电商 A 专卖网店购买了一款某省 B 公司生产的 C 牌净水器，经查询发现该净水器标注的型号、批准文号与国家卫生计生委网站公示信息不符，涉嫌盗用其他型号的涉水产品批件和出售未经许可的涉水产品，要求调查处理。

案件受理后，办案人员向举报人进一步核实调查举报内容，并查询了国家卫生计生委涉水产品公示信息。2014 年 7 月 29 日与区工商部门联合对网络电商 A 专卖网店的本辖区 AA 公司进行联合检查发现：①现场未见 C 牌（型号为 C1）净水器；②查看 AA 公司在网络电商 A 专卖网店的网页，发现正在销售 C 牌（型号为 C1）净水器，促销价 299 元等信息，共在网上销售 396 台，每台 299 元；③查询国家卫生计生委网站公示信息发现无该型号净水器的涉水产品卫生许可批件。

经调查认定：AA 公司经营的网络电商 A 专卖网店销售未取得涉水产品卫生许可批件的 C 牌（型号为 C1）净水器 232 台，每台单价 299 元等信息，累计总销售金额人民币 69368 元行为，违反了《生活饮用水卫生监督管理办法》第十二条的规定，依据《生活饮用水卫生监督管理办法》第二十七条的规定，予以 AA 公司罚款人民币 30000 元的行政处罚，同时责令立即改正违法行为。当事人对处罚无异议，并于 2014 年 8 月 21 日履行了行政处罚决定，本案于 2014 年 8 月 26 日结案。

## 【案件评析】

本案是一起因网络电商违规销售无卫生许可批件的涉及饮用水卫生安全产品而引发的投诉举报案件。近年来，网络购物平台的迅猛发展，给消费者创造了便利的购物条件，同时也增加了诸如涉水产品等的卫生监督及违法案件查处的难度，也对卫生监督工作提出了更高的要求。本案对网络销售涉水产品的主体认定、调查取证、法律适用、自由裁量等方面均有一定的借鉴和参考价值。

1. **违法主体的确认**。本案涉及两个主体，一个是网络电商 A 专卖网店，另一个为依法

注册登记的 AA 公司。从现有法院判例来看，未经工商注册登记的网店属虚拟网络环境下设立的店铺，不具备法人成立条件，不能认定为享有民事权利承担民事责任的法人，故一般以开设网店的业主为当事人（见《人民法院报》2015 年 5 月 14 日第三版《未经工商注册的网店不享有名誉权——不是个体工商户也不是法人》），可见该网店 A 虽有实际经营地，但网店本身未经工商登记，不是独立承担责任的法律主体，其法律地位仅为其开设人即法人 AA 公司的销售平台，因此认定法人 AA 公司为行政相对人，法人 AA 公司的主要营业机构所在地的某区卫生行政部门对该违法行为有管辖权。据此认定 AA 公司为违法主体应该是适当的，管辖权是正确的。

2. 证据的收集。本案较为特殊，现场检查中均未见到净水器实物，其销售行为均需通过网络平台查证才能认定。本案主要收集了以下证据：①制作现场检查笔录及在网络电商 A 专卖网店网页销售截图，对公司的销售状况进行确认；②收集 AA 公司、某省 B 公司主体证明材料和授权证明材料，对授权销售行为进行确证；③对 AA 公司主管人员进行询问调查，掌握该公司经营运作的基本情况、管理人员职责，以及 A 专卖网店隶属 AA 公司，其财物、税务等均属于 AA 公司管理的事实；④收集 AA 公司在网络电商开户注册的信息，证明 AA 公司注册 A 专卖网店的事实；⑤收集 AA 公司提供的 C 牌（型号为 C1）净水器销售证明及该净水器的销售数量、价格及销售金额等信息，对销售产品的违法所得进行确证；⑥查询国家卫生计生委网站公示信息及 AA 公司提供的相关证明材料，对该净水器未取得卫生许可批件进行确证。据此形成了完整的证据链。

3. 违法所得认定和裁量。本案当事人的违法所得是按照其销售无证涉水产品的收入来认定的。经查，该公司在天猫网站的销售总收入为 69368 元。按照《生活饮用水卫生监督管理办法》第二十七条的规定，处以 3 倍以下罚款，但最高不超过 30000 元，故给予最高处罚金额 30000 元裁量是适当的。

## 【思考建议】

1. 完善涉水产品网络交易监管。由于目前网络交易方面的法律法规对涉及网络经营者、实体经营者、监督管理部门等方面的法律责任、权利和义务缺乏系统有效的规定，卫生计生部门在日常监管中缺少有效的手段，导致在对互联网涉水产品经营活动的监督管理效果不佳。进一步完善有关法律法规规定，利用大数据、实时监测等新的监管技术，开展互联网涉水产品经营活动的监管势在必行。

2. 违法主体的认定。被处罚人认定的首要条件是其能承担相应的行政违法责任。本案中出现了两个主体：一个是网络电商 A 专卖网店，另一个为 AA 公司。经调查，A 专卖网店仅为网络使用的店招，未进行工商登记。而其实际经营者为依法注册登记的 AA 公司。因此，应当认定 AA 公司为被处罚人。

3. 证据的调查确认。新的《行政诉讼法》已经将电子证据作为法定的证据类型。对于电子证据的获取和认定，可以通过一定的技术手段，由当事人确认、第三方认定、公证处公证等手段予以确认。对于网络销售的违法所得的情况，也可以进一步通过对电商平台的调查来进行认定，从而形成完整的证据链。

**供稿单位：**浙江省嘉兴市秀洲区卫生监督所

**评析专家：**卢中南、申屠杭

# 八、某酒店有限公司二次供水设施消毒使用没有
# 卫生安全评价报告的消毒产品等案

## 【案情介绍】

2014 年 7 月 21 日，上海市某区卫生计生行政机关对上海 A 酒店有限公司某大酒店的二次供水设施进行执法检查，检查时该酒店二次供水设施正在供水中，查见二次供水设施的定期清洗消毒记录（最近一次清洗消毒时间为 2014 年 6 月 28 日），查见清洗消毒单位为上海某保洁服务有限公司（以下简称"某保洁公司"）的二次供水设施清洗消毒单位备案证明，现场在清洗消毒档案记录中查见"爱尔施牌含氯消毒片"的卫生许可批件（批件文号：卫消字［2010］第 0084 号），适用范围：适用于环境表面和物品的消毒。现场查见正在正常供水的二次供水不锈钢水箱加盖未上锁。

经调查，该酒店承认上海市某区卫生计生行政机关检查当日正在正常供水使用的二次供水不锈钢水箱加盖但未上锁，未按照规定对二次供水设备设施采取相应的安全防范措施；承认 2014 年 6 月 28 日委托上海某保洁公司对二次供水设施进行清洗消毒时所使用的是"爱尔施牌含氯消毒片"，该消毒剂卫生许可批件（批件文号：卫消字［2010］第 0084 号）所标注的使用范围为适用于环境表面和物品的消毒，承认对二次供水设施进行消毒时所使用的消毒剂未取得使用范围为饮用水容器设施的消毒剂卫生许可批件或卫生安全评价报告。

调查证实，该酒店存在以下违法事实：①未按照规定对二次供水设备设施采取相应的安全防范措施；②对二次供水设施进行消毒时所使用的消毒剂未取得使用范围为饮用水容器设施的消毒剂卫生许可批件或卫生安全评价报告。

该酒店的上述行为违反了《上海市生活饮用水卫生监督管理办法》第七条第（三）项、第十二条第（二）项的规定。依据《上海市生活饮用水卫生监督管理办法》第四十二条第（一）项、第四十六条的规定，责令其限期改正，作出下列行政处罚：①未按照规定对供水设备、设施采取相应的卫生防护和安全防范措施：罚款人民币 2000 元整；②使用没有卫生安全评价报告的消毒产品：罚款人民币 3000 元整；以上两项罚款合计人民币 5000 元整。

同时，对使用没有卫生安全评价报告的消毒产品从事清洗消毒的某保洁公司，某区卫生计生行政机关亦向该公司注册地及备案地卫生计生行政机关发出执法抄告文书，便于相关部门对其加强监管。

## 【案件评析】

本案是一起二次供水设施管理单位违反《上海市生活饮用水卫生监督管理办法》的典型案例,在执法实践中有很多值得探讨的地方:

1. 关于"使用没有卫生安全评价报告的消毒产品"的违法主体认定。本案的二次供水设施管理单位是某酒店,而二次供水储水设施清洗消毒单位则是某保洁公司,这就涉及本案违法主体的认定问题。一种观点认为,某保洁公司受某酒店的委托承担水箱清洗消毒工作,具体包括消毒剂的采购和现场操作,其应负有"保证使用的消毒剂符合法定要求"、"出示清洗用药的药品名和药品批号以便接受审查"等约定义务,因此应当以某保洁公司作为行政处罚的相对人。另一种观点认为,根据某酒店和某保洁公司之间的委托合同,直接使用消毒剂的单位虽为某保洁公司,但某酒店作为二次供水设施管理单位,负有对清洗消毒现场进行监督及核查消毒剂证明的义务,并应承担违法而带来的外部行政法律责任。据此,执法人员认为某酒店和某保洁公司签订的合同属于民事法律关系范畴,某酒店作为二次供水设施管理单位应当对"使用没有卫生安全评价报告的消毒产品"违法行为承担行政法律责任。

2. 关于"使用没有卫生安全评价报告的消毒产品"的责任认定。一种观点认为,《上海市生活饮用水卫生监督管理办法》于2014年5月1日才正式实施,某酒店的水箱清洗消毒是在6月28日,由于间隔时间较短,存在着该酒店尚未及时获悉法律新要求的可能性,违法情形属于情有可原。但是,执法人员经过调阅《上海市生活饮用水卫生监督管理办法》实施前的普法宣传培训资料,发现该酒店曾经派专人参加了此次培训。因此,上述理由不成立。某酒店应当对"使用没有卫生安全评价报告的消毒产品"违法行为承担法律责任。

3. 积极尝试和挖掘新案由。1997年1月1日实施的建设部卫生部《生活饮用水卫生监督管理办法》对饮用水消毒产品的购买和使用等未做任何规定,2002年7月1日实施的卫生部《消毒管理办法》仅对消毒产品的命名、标签和采购做了相关规定。本案"使用没有卫生安全评价报告的消毒产品"是2014年5月1日实施的《上海市生活饮用水卫生监督管理办法》所规范的新案由,该地方规章的颁布实施有效弥补了以往法律法规和规章中关于消毒产品使用的监管空白,为全国各省市依法推进生活饮用水和消毒产品监管提供经验借鉴。由于该案由所表现的违法行为隐蔽性强,对执法人员的监管工作提出了新要求。本案执法人员认真研读《上海市生活饮用水卫生监督管理办法》,仔细理解,全面掌握关键点。现场执法过程中,执法人员对照法条逐一排查安全隐患,特别针对水箱清洗消毒过程进行重点检查,检查内容包括水箱加盖上锁情况、每季度对水质检测情况、每半年清洗消毒情况、清洗消毒单位备案情况等。除此之外,执法人员还重点检查了以往容易被忽视的卫生管理档案等细节问题,其中"爱尔施牌含氯消毒片"的卫生许可批件引起执法人员的注意,经对该批件内容细致审查后最终发现了此项违法行为。积极尝试和开拓新的案由,为今后有效监管生活饮用水卫生安全起到积极的示范和借鉴意义。

## 【思考建议】

1. 加强宣传，体现"监督、指导与服务"三位一体理念。各级人民政府应当加强生活饮用水卫生安全知识的宣传，充分利用各种媒体，对社会、居民广泛宣传饮用水卫生知识和卫生法律法规，使各单位和广大居民都知法、懂法、守法，自觉贯彻执行卫生法规，提高饮用水卫生安全的法制意识和防范意识。

同时监督机构在开展卫生行政执法时，要秉承监督、指导和服务相结合的理念，促进政府、社会与企业在卫生治理中"各归其位，各负其责"。本案被处罚人为五星级宾馆，人群流动量大，社会影响面广，为了帮助该酒店提高饮用水卫生管理水平和法治意识，执法人员除现场指导教育外，还特意邀约酒店瑞士籍负责人进行沟通和指导，在指出其行为所存在风险的同时，还针对其管理上的不足和漏洞提供了详细的指导和改进建议，从而使酒店高层更加重视饮用水卫生安全，真正体现了执法人员将监督与指导、服务相结合的理念。

2. 加强清洗消毒队伍建设，提升清洗消毒专业能力。二次供水设施清洗消毒效果与清洗消毒单位业务和管理能力密切相关，尤其与一线操作人员专业技能密不可分。因此，二次供水设施管理单位要建立或聘请专业化程度高的清洗消毒队伍，建全清洗消毒制度和应急预案，完善岗前培训和考核机制，从而提升对二次供水设施清洗消毒效果。

3. 加强卫生管理，探索第三方评估机制。目前二次供水设施清洗消毒的质量控制机制存在缺陷，给卫生行政执法带来很多困难。部分二次供水设施清洗消毒情况存在层层转包现象，水箱管理方未建立一套完整的质控机制，往往对清洗消毒过程和质量疏于监管，特别是所使用的消毒剂是否符合卫生要求几乎无人问津，这给饮水者的身体健康埋下隐患。针对这种情况，辖区饮水卫生监管者尝试建立住宅小区二次供水设施清洗消毒状况第三方评估，能及时发现二次供水设施管理中问题，且效果明显。通过本案也建议可将此第三方评估模式运用到酒店、商务楼等二次供水设施监管中，进一步探索社会监管效果。

**供稿单位：** 上海市松江区卫生局卫生监督所
**评析专家：** 申屠杭、卢中南

# 九、某公司新建的饮用水供水项目
# 未经卫生行政部门参加选址、设计审查和竣工验收
# 而擅自供水案

## 【案情介绍】

2014年8月11日某市卫生局执法人员在对某市某酒店管理有限公司进行检查时，发现顶楼有两个自建二次供水水箱，当事人未能提供饮用水建设项目设计审查、项目竣工验收及饮用水卫生检测报告等相关资料。经立案调查，该公司于2014年6月8日开始对外营业，其新建了二次供水水箱，用于住宿的顾客的洗漱用水，但未经卫生行政部门参加选址、设计审查和竣工验收。

某市卫生局认定当事人的行为，违反了《生活饮用水卫生监督管理办法》第八条规定，依据《生活饮用水卫生监督管理办法》第二十六条第（二）项规定，对当事人作出罚款人民币3000元整的行政处罚决定。当事人于9月10日履行了缴纳罚款义务，本案结案。

## 【案件评析】

该案是一起新建二次供水项目未经当地卫生行政部门参与审查及竣工验收的案例，案情虽然较简单，但卫生监督部门发现和查处的情况不多，当事人对生活饮用水卫生法律法规的有关规定的认识不到位。

《生活饮用水卫生监督管理办法》第八条第一款规定，供水单位新建、改建、扩建的饮用水供水工程项目，应当符合卫生要求，选址和设计审查、竣工验收必须有建设、卫生行政部门参加。卫生部关于《生活饮用水卫生监督管理办法》执行中有关问题的复函（卫法监食发〔1999〕第15号）已予以明确，未经卫生行政部门竣工验收擅自投入使用的，应依法予以处罚。案件中卫生执法人员能及时发现当事人将新建二次供水设备在完工后投入使用，立即向当事人索取饮用水建设项目设计审查、项目竣工验收及二次供水的卫生检测报告等重要材料，从而为进一步调查认定其违法事实提供了前提条件。当然，在违法事实认定中，如能增加对二次供水水箱实际建设日期的调查内容，将对案件的定性增加更有利的证据。

## 【思考建议】

该案主体认定准确，应用法律条款正确，程序合法。对于新建、改建、扩建的饮用水供水工程项目，其选址和设计审查、竣工验收应当由卫生行政部门参加并同意。在实际操作过程中，饮用水供水工程项目可以结合宾馆或其他项目的总体审查、验收时一并实施，以提高工作效率，减少审批环节，符合审改工作的整体要求。

**供稿单位：** 新疆维吾尔自治区伊犁州卫生局卫生监督所

**评析专家：** 卢中南、申屠杭

# 十、某公司生产和销售无卫生许可批件的
# 涉及饮用水卫生安全的产品案

## 【案情介绍】

2014 年 4 月 28 日，某局卫生监督员在对涉水产品销售单位进行监督检查时，发现某企业生产无证饮用水管材的线索。2014 年 5 月 6 日对该企业进行现场监督时，发现其未办理产品卫生许可批准文件生产用于生活饮用水的用聚乙烯（PE）管材，公司生产车间内存放有标注为"焦作市××管业"字样的聚乙烯（PE）管材 60 盘，生产日期分别为 2014 年 4 月 22 日、2014 年 4 月 26 日、2014 年 4 月 27 日、2014 年 5 月 4 日和 2014 年 5 月 6 日，现场进行拍照取证。经进一步调查，取得了该企业送（销）货单等证据材料，其累计销售金额共计 13512 元。该企业违反了《生活饮用水卫生监督管理办法》第十二条的规定，根据《生活饮用水卫生监督管理办法》第二十七条的规定，并参照《河南省卫生行政处罚裁量标准及适用规则等相关制度（2013 年版）》，对该企业作出了罚款 30000 元的行政处罚。该企业于 2014 年 6 月 27 日缴纳罚款，案件终结。

## 【案件评析】

本案是一起较为典型的生产无卫生许可批件的涉及饮用水安全产品的案件，案件办理过程中有以下特点：

1. 善于发现案源。掌握线索，发现案源，是卫生计生行政部门立案查处无证经营等违法案件的基础和前提。本案的成功查处，始于在日常卫生监督中群众随意说起的一句话，如果没有强烈的责任心和积极的办案态度，很可能就忽略和错失了查处这个案件的机会，使违法人不能得到及时、应有处罚。

2. 证据收集充分。案件在查处的过程中，卫生监督人员注重搜集证据，对生产企业生产的产品按批次逐一拍照，固定证据；对销售的单据复印，盖章确认，为行政处罚案件的定性、自由裁量等提供了充分的证据基础。

## 【思考建议】

本案有三点思考：

1. 本案的违法货物分两部分，一部分是销售出的货物，一部分是未销售的货物。由于

《生活饮用水卫生监督管理办法》第二十七条规定，对销售无卫生许可批件的涉水产品的，可处以违法所得 3 倍以下的罚款。因此，我们在实施行政处罚时，须按照实际销售的那部分货物价格（13512 元）计算其违法所得。对于本案中查实的未销售的涉水产品的价值，按照违法所得的定义，不宜计入在内。

2. 责令改正或责令限期改正的问题。按照《行政处罚法》第二十三条，"行政机关实施行政处罚时，应当责令当事人改正或者限期改正违法行为"。对于监督检查发现的违法行为，卫生计生行政机关应当及时责令改正或限期改正，不应到行政处罚下达时才要求改正违法行为。因此，建议对于"改正或限期改正为违法行为"的意见，应该在发现违法行为存在时就可通过《卫生监督意见书》的形式予以下达。

3. 违法产品的处理问题。《生活饮用水卫生监督管理办法》对于本案中生产厂家已经销售和剩余的无卫生许可批件的涉水产品如何处理，没有明确的规定，导致执法效果较差。目前，一般的做法是督促生产经营企业自行回收或处理，并没有法律强制力。因此，建议通过制定有关规范对此类产品的处理途径作出统一规定。

**供稿单位：**河南省焦作市卫生监督执法局

**评析专家：**申屠杭、卢中南

# 十一、某自来水公司供应的生活饮用水不符合
# 国家卫生标准和卫生规范案

## 【案情介绍】

2014 年 6 月 18 日，某村卫生所报告：某自来水公司某某二次供水站供水的 A 小区、B 小区，三天前水质发生变化，水中有臭味。从 6 月 17 日开始该诊所接诊腹泻患者 40 人，6 月 18 日已接诊腹泻患者 20 人，患者腹痛、腹泻，恶心、呕吐，泻稀水便。

某市卫生和计划生育委员会接到报告后，立即对某自来水公司某某二次供水站进行现场监督检查，检查中发现：该站蓄水池上种菜，蓄水池在地面以下；蓄水池上方有生活垃圾及建筑垃圾；蓄水池距下水井不足 7 米。经询问该站供管水人员李某某得知：李某某未取得本年度健康证明。经询问某自来水公司马某某科长和孟某某副总经理得知：水污染事件发生前三天的停水是因为某粮店附近输水管线损坏造成的；管线修复后未进行清洗、消毒和水质检验合格就恢复了供水。卫生监督员对某某供水站的二次供水设施出水和居民管网末梢水进行了采样，并委托某市疾病预防控制中心对水质细菌指标进行检验。

2014 年 6 月 22 日，某市疾病预防控制中心对水质细菌指标检测结果为：某某供水站的二次供水设施出水总大肠菌群、耐热大肠菌群超标；A 小区（杨某某家）、A 小区二号楼 2 单元 501 室、某村卫生所管网末梢水总大肠菌群、耐热大肠菌群超标；B 小区 1-1-301 管网末梢水菌落总数、总大肠菌群、耐热大肠菌群超标（参照标准为《生活饮用水卫生标准》GB5749—2006）。

2014 年 6 月 24 日，某自来水公司某某二次供水站直供改造完成，水质未经疾病预防控制机构检验，擅自恢复供水。卫生监督员对供水设施出水和居民管网末梢水进行了采样，并委托某市疾病预防控制中心对水质细菌指标进行检验。2014 年 6 月 27 日，某市疾病预防控制中心《检验报告》显示水质细菌指标符合卫生要求。

综合分析此次水质污染的原因为：蓄水池周边环境卫生差，存在下水井污染源；6 月 11 日降雨，下水井污水与蓄水池和下水井上方积水混合，停水后蓄水池内压力减小，污染的积水渗入蓄水池内。综合分析此次水质污染的性质为：致病性大肠杆菌生物因素污染；此次腹泻的性质为：水质污染所致的感染性腹泻（属丙类传染病范畴）。

2014 年 7 月 14 日，对某自来水公司江南净水厂水质日检情况进行了检查，出厂水检验情况是：细菌指标周六、周日不检，细菌总数每周检测一次，总大肠菌群每周五次；供管水人

员本年度还没有进行健康检查。2014 年 7 月 15 日，对某自来水公司江南新水厂水质日检情况进行了检查，出厂水检验情况是：检验人员周六、周日休息，值班的检测浊度、pH 值和二氧化氯三项指标，其余的项目不检测；周四不检细菌总数，周五不检细菌总数和大肠菌群。

经调查确认，某自来水公司供应的生活饮用水（某某二次供水站）水质不符合《生活饮用水卫生标准》（GB5749—2006）4.1.1 的规定、生活饮用水生产不符合《生活饮用水集中式供水单位卫生规范》第二十三条、第三十三条第一款、第三十七条第一款的规定、二次供水不符合《二次供水设施卫生规范》（GB17051—1997）4.1、4.3、5.5、8.2 的规定，以上事实违反了《传染病防治法》第二十九条第一款之规定，依据《传染病防治法》第七十三条第（一）项的规定，决定予以罚款人民币 40000 元的行政处罚。对某自来水公司下达《行政处罚事先告知书》后，该公司进行了陈述和申辩，经复核后建议减轻处罚额度，重新合议。二次合议后确定予以罚款人民币 20000 元的行政处罚。

## 【案件评析】

该案是一起由于生活饮用水不符合国家卫生标准和卫生规范，导致传染病发生的案件，调查处理过程对处理类似突发事件具有较好的参考意义。

1. 违法事实清楚、证据确凿。某自来水公司供应的生活饮用水不符合国家卫生标准的事实有《现场笔录》（编号：201408001）、《非产品样品采样记录》（编号：201408001、201408002、201408003、201408004、201408005、201408006）、《技术鉴定委托书》[松卫水鉴委（2014）001 号] 和某市疾病预防控制中心《检测报告》（2014 年 6 月 22 日）形成的采样、采样记录、委托检验、检验报告（水质细菌指标超标）形成的证据链为证。

某自来水公司生活饮用水生产不符合《生活饮用水集中式供水单位卫生规范》的要求和管线损坏修复后未进行清洗、消毒和水质检验合格后就恢复了供水的违法事实，有《询问笔录》（对马某某、孟某某的询问）为证。

某自来水公司江南净水厂出厂水水质日检情况是细菌指标周六、周日不进行日检，且细菌总数每周检测一次，总大肠菌群每周五次；某自来水公司江南新水厂出厂水水质日检情况是周四不检细菌总数，周五不检细菌总数和大肠菌群，检验人员周六、周日休息，值班的检测浊度、pH 值和二氧化氯三项指标，其余的项目不检测；某自来水公司江南净水厂供管水人员本年度还没有进行健康检查。以上事实有《现场笔录》（编号：201408003、201408004）、《询问笔录》（对苏某某、密某某、李某某的三人的询问笔录）、《证据先行登记保存决定书》、《证据先行登记保存处理决定书》形成的证据链为证。

某自来水公司二次供水不符合《二次供水设施卫生规范》的要求；该公司某某二次供水站蓄水池上种菜，蓄水池在地面以下；蓄水池上方有生活垃圾及建筑垃圾；蓄水池距下水井不足 7 米；该站供管水人员李某某未取得本年度健康证明等违法事实有《现场笔录》（编号：201408001）、《询问笔录》（对李某某的询问）、现场照片形成的证据链为证。

　　水质污染的性质为致病性大肠杆菌生物因素污染，腹泻的性质为感染性腹泻有《某市疾病预防控制中心关于 A 小区、B 小区疑似水污染事件的调查报告》和对某村卫生所医生王某某的《询问笔录》为证。

　　水质污染的原因为蓄水池周边环境卫生差，存在下水井污染源；6 月 11 日降雨蓄水池和下水井上方积水，下水井污水缓慢渗入蓄水池周围，停水后蓄水池内压力减小，渗入蓄水池周围污水渗入蓄水池内的事实有《询问笔录》（对刘某某的询问）和《某市疾病预防控制中心关于 A 小区、B 小区疑似水污染事件的调查报告》为证。

　　2. 法律适用正确、自由裁量有待商榷。《传染病防治法》第七十三条第（一）项规定，饮用水供水单位供应的饮用水不符合国家卫生标准和卫生规范，导致或者可能导致传染病传播、流行的，由县级以上人民政府卫生行政部门责令限期改正，没收违法所得，可以并处五万元以下的罚款；已取得许可证的，原发证部门可以依法暂扣或者吊销许可证。故此，该案中某自来水公司供应的生活饮用水（某某二次供水站）水质不符合《生活饮用水卫生标准》（GB5749—2006）4.1.1 的规定、生活饮用水生产不符合《生活饮用水集中式供水单位卫生规范》第二十三条、第三十三条第一款、第三十七条第一款的规定、二次供水不符合《二次供水设施卫生规范》（GB17051—1997）4.1、4.3、5.5、8.2 的规定，并且造成了 60 余人腹泻等症状的违法事实，符合《中华人民共和国传染病防治法》第七十三条第（一）项的适用条件。该案经第一次合议建议予以罚款人民币 40000 元的行政处罚。该公司进行了陈述和申辩，经复核后建议予以罚款人民币 20000 元的行政处罚。二次合议所涉及的处罚额度超出《吉林省卫生行政处罚裁量权基准》之规定"饮用水供水单位供应的饮用水不符合国家卫生标准和卫生规范的，导致传染病传播、流行的，处三万元以上，五万元以下的罚款"的规定。因此，对其从轻处罚的情节，应按照《行政处罚法》第二十七条的规定予以补充描述。

【思考建议】

　　生活饮用水检测指标不卫生标准的情况，一般根据《生活饮用水卫生监督管理办法》第二十六条第（四）项的规定实施行政处罚。但若发生本案例中的生活饮用水微生物指标超出《生活饮用水卫生标准》（GB5749）标准限值，并导致或者可能导致传染病传播和流行的情形，在因果关系基本明确情况下，可以认为供水单位的行为已经违反了《传染病防治法》第二十九条第（一）项规定，根据《传染病防治法》第七十三条第（一）项规定，责令供水单位限期改正，没收违法所得，可以并处五万元以下的罚款；已取得许可证的，原发证部门可以依法暂扣或者吊销许可证；构成犯罪的，依法追究刑事责任。

　　**供稿单位：**吉林省松原市卫生局卫生监督所

　　**评析专家：**申屠杭、卢中南

# 十二、某医院医疗废物暂时贮存地点和专用运送工具
# 不符合卫生要求案

## 【案情介绍】

2014 年 6 月 17 日，某市卫生执法人员对某医院进行日常监督检查，在检查中发现：①医疗废物暂存地点无防鼠、防蚊蝇设施，该暂存地点顶部与墙体未密闭，易受到雨水冲刷；②医疗废物专用运送工具为帆布材料，易渗漏；③供应室布局流程不符合卫生要求，人员和污物共用一个通道。没有无菌物品存放设施；④开具处方的医师徐国通执业地点未变更至该院。

针对以上问题，执法人员制作了现场笔录，进行了现场拍照，并获取了相关书证。同时下达《卫生监督意见书》，要求其对存在的问题立即整改。2014 年 6 月 18 日立案。6 月 23 日，对违法事实调查清楚后制作了《案件调查终结报告》，6 月 25 日下达了《行政处罚事先告知书》。7 月 1 日对行政处罚决定事项进行审批，并于当天下午下达了《行政处罚决定书》。依据《医疗废物管理条例》第四十六条第（一）项、第（三）项，《医疗卫生机构医疗废物管理办法》第四十条第（一）项、第（三）项，《消毒管理办法》第四十五条，《处方管理办法》第五十四条第（一）项，给予某医院警告、合并罚款 10000 元的行政处罚。当事人自觉履行了处罚决定。

## 【案件评析】

本案的特点在于涉及到医疗机构监督、传染病防治监督两个专业领域的执法，对多种常见违法行为进行了调查取证，应用卫生标准确认违法事实，适用了分别裁量、合并处罚，具有一定的借鉴意义，特别是对基层综合执法更具指导性。

1. 应用卫生标准认定违法事实。执法人员现场检查发现：某医院供应室布局流程不符合卫生要求，人员和污物共用一个通道，没有无菌物品存放设施。依据 WS301.1-2009《医院消毒供应中心》第 1 部分："管理规范：7.2.4.1 工作区域包括去污区、检查、包装及灭菌区（含独立的辅料制备或包装间）和无菌物品存放区；7.2.4.2 工作区域划分应遵循的基本原则如下 a）物品由污到洁，不交叉、不逆流"，认定该医院违反了《消毒管理办法》第四条"医疗卫生机构应当执行国家有关规范、标准和规定"的规定，确认了违法事实。

2. 对四个违法行为分别裁量、合并处罚。

（1）医疗废物暂存设施不符合卫生要求，违反了《医疗废物管理条例》第十七条第二款、《医疗卫生机构医疗废物管理办法》第二十一条第（三）、（四）项，依据《医疗废物管理条例》第四十六条第（一）项、《医疗卫生机构医疗废物管理办法》第四十条第（一）项的规定，给予警告，罚款5000元的行政处罚。

（2）使用的医疗废物运送工具不符合要求，违反了《医疗废物管理条例》第十八条第一款、《医疗卫生机构医疗废物管理办法》第十九条第一款，依据《医疗废物管理条例》第四十六条第（三）项、《医疗卫生机构医疗废物管理办法》第四十条第（三）项的规定，给予警告，罚款2000元的行政处罚。

（3）供应室未执行国家有关规范、标准和规定，违反了《消毒管理办法》第四条的规定，依据《消毒管理办法》第四十五条，给予2000元罚款。

（4）使用未取得处方权的医师开具处方，违反了《处方管理办法》第四十七条的规定，依据《处方管理办法》第五十四条第（一）项规定，给予1000元罚款。

合并给予该医院警告、罚款10000元的行政处罚。

## 【思考建议】

1. 本案医疗废物管理两个违法行为，处罚依据为同一条款的不同项，给予了分别裁量处罚。执法实践中，部分案件存在不分别裁量处罚的现象。如《医疗废物管理条例》第四十六条"医疗卫生机构、医疗废物处置单位违反本条例规定，有下列情形之一的，由县级以上地方人民政府卫生行政主管部门或者环境保护行政主管部门按照各自的职责责令限期改正，给予警告，可以并处5000元以下的罚款……"，法条明确规定"有下列情形之一的"，应对规定的违法情形分别裁量、合并处罚。

2. 本案中将"开具处方的医师徐国通执业地点未变更至该院"直接认定为"医疗机构使用未取得处方权的人员开具处方"，依据是《处方管理办法》第八条第一款规定"经注册的执业医师在执业地点取得相应的处方权"，该医师执业注册地点不在该医院，从而认定该医师未取得处方权。这一违法事实的认定有待商榷。《处方管理办法》第八条第一款中"执业地点"的含义缺乏法律解释，既可理解为医师注册证上的执业地点，亦可理解为医师实际的执业地点。如果理解为后者的话，本案认定的"医疗机构使用未取得处方权的人员开具处方"这一违法事实便不能成立。

**供稿单位：**河北省保定市卫生监督所

**评析专家：**郭丽、马志鑫

# 十三、某医务室未将医疗废物按照类别分置于专用包装物或容器案

## 【案情介绍】

2014 年 9 月 22 日，某市卫生局卫生执法人员到该市东方工艺品总厂医务室进行经常性监督检查时发现：该单位治疗室一次性注射器针头与针管未分离，放在感染性医疗废物垃圾桶中，涉嫌医疗卫生机构未按照类别分置于防渗漏、防锐器穿透的专用包装物或者密闭的容器内。卫生执法人员对违法现场及事实情况进行拍照取证，对相关人员进行询问，制作现场笔录并下达《卫生监督意见书》责令当事人立即改正违反行为。9 月 26 日，市卫生局对该单位立案，9 月 29 日对该单位进一步调查取证，调查终结后对该案件进行了合议，认为该单位违反《医疗废物管理条例》第十六条第一款的规定，依据《医疗废物管理条例》第四十六条第（二）项规定及结合行政处罚自由裁量权标准，鉴于其医疗废物混放现象比较严重，潜在危害较大，建议对当事人作出警告并处罚款人民币 4000 元整的行政处罚，于 10 月 13 日向当事人下达《行政处罚事先告知书》。该单位收到《行政处罚事先告知书》后，在规定时间内进行了陈述和申辩并积极改正违反行为，及时购置了新的医疗废物专用包装袋、收集桶、锐器盒，并组织所有医务人员认真学习《医疗废物管理条例》。依据《中华人民共和国行政处罚法》第二十七条第一款第（一）项：当事人有下列情形之一的，应当依法从轻或者减轻行政处罚：（一）主动消除或者减轻违法行为危害后果的，当事人符合从轻或者减轻行政处罚的条件。同时，结合当事人的整改情况，某市卫生局最终对该单位作出警告并处罚款人民币 3000 元整的行政处罚决定，该单位收到《行政处罚决定书》后，在规定的期限内自觉地履行处罚决定，既未申请行政复议，又未提起诉讼，本案结案。

## 【案件评析】

1. 处罚主体认定准确。某市东方工艺品总厂，因为经营不善早已破产，某市东方工艺品总厂医务室是经几名下岗失业的医护人员组建起来的，于 2010 年 1 月 1 日取得《医疗机构执业许可证》，该医务室在日常经营中由吴某某负责，医护人员的经济收入来源于日常的经营所得，经过一番考量，办案人员根据《安徽省高级人民法院关于审理医疗纠纷案件若干问题的指导意见》第二章第六条规定，确定某市东方工艺品总厂医务室应为本案的处罚主体。

2. 处罚证据确凿。本案中相关证据有《医疗机构执业许可证》复印件、现场笔录、询问笔录、现场照片等，证据之间存在合法性、关联性，形成了比较完整的证据链。

3. 适用法律正确。《医疗废物管理条例》第十六条第一款规定医疗卫生机构应当及时收集本单位产生的医疗废物，并按照类别分置于防渗漏、防锐器穿透的专用包装物或者密闭的容器内。本案中涉及的违法事实是使用后的一次性注射器针头与针管未分离，放在感染性医疗废物垃圾桶中，显然违反了《医疗废物管理条例》第十六条第一款。《医疗废物管理条例》第四十六条第（二）项规定医疗卫生机构、医疗废物集中处置单位违反本条例规定，有下列情形之一的，由县级以上地方人民政府卫生行政主管部门或者环境保护行政主管部门按照各自的职责责令限期改正，给予警告，可以并处 5000 元以下的罚款；逾期不改正的，处 5000 元以上 3 万元以下的罚款：（二）未将医疗废物按照类别分置于专用包装物或者容器的。本案对违法行为作出警告并处罚款人民币 3000 元整的行政处罚决定，法律适用依据准确，完整，自由裁量合理。

## 【思考建议】

2003 年国家颁布了《医疗废物管理条例》使医疗废物管理步入了法制化管理轨道，同时出台了《医疗废物分类目录》将医疗废物分为类，并对每一类医疗废物的特征、常见组分和废物名称做了详细说明，医疗卫生机构应依法对医疗废物进行管理。实际工作中，医疗卫生机构医疗废物处置仍存在一些违规行为，如管理制度不健全、医疗废物未分类收集、交接登记不全、暂存设施设备不符合要求、相关人员培训和安全防护措施落实不到位等。

本案是一起典型的在日常卫生监督工作中发现的医疗卫生机构未将医疗废物按照类别分置于专用包装物或者容器案。本案由于当事人疏于管理，未严格执行医疗废物分类收集，未按照类别将医疗废物分置于防渗漏、防锐器穿透的专用包装物或者密闭的容器内。本案的调查、处理及案件执行过程就是帮助当事人提高认知、改正违法行为的过程。在传染病防治日常卫生监督执法过程中具有指导意义。

当前，部分医疗机构法律意识淡漠，单纯追求经济利益，忽视医疗废物处置的投入，还有一些地区医疗废弃处置单位建设滞后，医疗废物处置出口不畅，严重制约了医疗废物依法管理工作，造成医疗机构违法行为不能得到及时纠正，各级卫生监督机构应加大医疗废物监督处罚力度，同时探索医疗废物监管的长效机制，落实医疗废物一把手责任制，用法律和行政手段并用的管理方式，促进医疗废物监督管理工作的深入开展。

**供稿单位：** 安徽省铜陵市卫生局卫生监督所

**评析专家：** 马志鑫、郭丽

# 十四、某医院未将医疗废物按照类别分置于
# 专用包装物或容器案

## 【案情介绍】

2014 年 4 月 4 日，卫生监督员到某医院进行监督检查时发现：①医疗废物暂存间旁的生活垃圾暂存处弃有使用后的一次性注射器、带有针头的一次性输液器及输液袋等医疗废物，在该区域内下水道排水口处弃有使用后的一次性注射器；②门诊输液室和医疗废物暂存间使用无任何警示标识的非专用黄色胶袋收集医疗废物；③消毒供应室经灭菌的器械、物品每月进行 1 次生物学监测，口腔科灭菌器械未按规定开展消毒效果监测；④预检分诊点使用过期消毒剂、内镜室使用过期多酶清洗剂。卫生监督员对监督检查情况制作现场笔录并拍照取证，4 月 8 日、11 日分别对该院法定代表人授权委托人谢某某等 4 人进行询问调查，并下达《卫生监督意见书》责令当事人立即改正违法行为。

违法事实：①该院在非贮存地点丢弃医疗废物的行为，违反了《医疗废物管理条例》第十四条第二款的规定；②该院未将医疗废物按类别分别置于专用包装物或者容器的行为，违反了《医疗废物管理条例》第十六条第一款和《医疗卫生机构医疗废物管理办法》第十一条第（一）项的规定；③消毒供应室中器械和物品灭菌效果的生物学监测频次为 1 次/月、口腔科诊疗器械未按照规定进行灭菌效果监测、预检分诊点使用过期消毒剂的行为，违反了《消毒管理办法》第四条的规定。

行政处罚：①该院在非医疗废物贮存地点堆放医疗废物的行为，违反了《医疗废物管理条例》第十四条第二款的规定，依据《医疗废物管理条例》第四十七条第（一）项和《医疗卫生机构医疗废物管理办法》第四十一条第（一）项的规定对该院予以警告，处以罚款 8000 元的行政处罚；②该院未将医疗废物按类别分别置于专用包装物或者容器的行为，违反了《医疗废物管理条例》第十六条第一款和《医疗卫生机构医疗废物管理办法》第十一条第（一）项的规定，依据《医疗废物管理条例》第四十六条第（二）项和《医疗卫生机构医疗废物管理办法》第四十条第（二）项的规定对该院予以警告的行政处罚；③消毒供应室中器械和物品灭菌效果的生物学监测频次为 1 次/月、口腔科诊疗器械未进行灭菌效果化学监测、在预检分诊点使用过期消毒剂的行为违反了《消毒管理办法》第四条的规定，依据《消毒管理办法》第四十五条，对该院予以警告，并处 3000 元罚款的行政处罚。综上所述，对该院处以警告和罚款 11000 元的行政处罚。而关于该院在内镜室使用过

期多酶清洗剂的事实，因现未有明确的法律法规作为依据对其进行处罚，所以对其下达了"禁止使用过期产品"的《卫生监督意见书》。

## 【案件评析】

1. 该案在调查处理过程中，取证充分，证据链紧密完整，违法事实认定清楚，适用的法律法规正确，行政处罚裁量恰当。

2. 关于该院未执行国家有关规范、标准和规定开展消毒与灭菌效果检测工作的违法行为的认定。《消毒管理办法》第四条规定：医疗卫生机构应当建立消毒管理组织，制定消毒管理制度，执行国家有关规范、标准和规定，定期开展消毒与灭菌效果检测工作。监督员现场检查时发现该院消毒供应中心经高压灭菌的器械、物品生物监测频次为每月一次，未执行《医院消毒卫生标准》（GB15982-2012 为强制性标准）第 5.7《医院消毒供应中心第 3 部分：清洗消毒及灭菌效果监测标准》（WS310.3-2009）第 4.4.2.3.3 应每周监测一次的规定。另外查到该院口腔科灭菌器械未执行《医疗机构口腔诊疗器械消毒技术操作规范》第十八条、第二十条及未按《医院消毒供应中心第 3 部分：清洗消毒及灭菌效果监测标准》（WS310.3-2009）第 4.4.2.2（强制性条款）的规定开展化学监测。同时还在该院预检分诊处查到使用的手消毒剂已超过有效使用期，未执行《医院消毒卫生标准》（GB15982-2012）第 5.2.2 规定不应使用过期、失效的消毒剂的规定。这些行为均违反了《消毒管理办法》第四条规定，按《消毒管理办法》第四十五条进行处罚应无异议。

3. 关于该院在内镜室使用过期多酶清洗剂的行为。多酶清洗液用于分解蛋白酶，不是用于消毒或抗（抑）菌，如仅凭该多酶清洗剂外包装上有英文字母"bacteriostatic"就认定该院所使用的多酶清洗液有抗（抑）菌效果，证据并不充分。因为 bacteriostatic 在英语词典中的解释是抑菌，但在对该产品的说明上是否作此解释，应该要取得该产品的中文说明书才能确定。但此案中该医院无法提供多酶清洗剂的中文说明书，不能人为作出 bacteriostatic 就是抑菌的解释，须要经过翻译公证后才能作为证据使用，不能主观地据此认定该多酶清洗液具有抗（抑）菌的效果。因此，该多酶清洗液不能确认为消毒剂或抗（抑）菌制剂，不能按照《消毒管理办法》第四条进行处理。如果把多酶清洗液定性为物品，在现有的卫生法律法规中暂不能找到说明多酶清洗液过期不能使用的法律、标准和规定，也不能按照《消毒管理办法》第八条进行处理。因此在本案中，对该院发出《卫生监督意见书》，要求该院不得使用过期的多酶清洗液并无不当。

## 【思考建议】

1. 使用过期的消毒剂不能保证其消毒效果，甚至有可能导致细菌和传染性疾病的传播。一些医院负责消毒监测的工作人员多为护理专业出身，容易产生"轻消毒、轻监测"的情况。另外，因使用过期消毒剂的危害可能滞后发生，往往更容易被忽视。针对这种情况，卫生监督员在本次案件中梳理了相关法律法规。《传染病防治法》第二十一条规定"医疗机构必须严格执行国务院卫生行政部门规定的管理制度、操作规范，防止传染病的医源性感染和医院感染。"其未对医疗机构使用消毒剂作出明确规定，也未对违反上述条款制定罚则。而《消毒管理办法》第四条规定了"医疗卫生机构应当建立消毒管理组织，制定消毒管理制度，执行国家有关规范、标准和规定，定期开展消毒与灭菌效果检测工作。"那么关键就在于：医疗机构使用过期的消毒剂，是否属于不执行国家有关规范、标准和规定呢？《医院消毒卫生标准》（GB15982-2012）对此有相关规定。《医院消毒卫生标准》第5.2.2明确规定："不应使用过期、失效的消毒剂。"至此，卫生监督员找到了充分的法律依据，对该违法行为作出了准确定性，并依据《消毒管理办法》第四十五条"医疗卫生机构违反本办法第四、五、六、七、八、九条的，可处5000元以下罚款。"最终对该医疗机构作出了行政处罚，为以后在监督检查中遇到类似问题时积累了经验。

2. 关于多酶清洗剂的监管。卫生监督员在内镜室发现的过期多酶清洗剂为进口商品，由于该多酶清洗剂外包装上标注了"抑菌"英文字样，但该医疗机构不能提供完整的索证资料，尤其是中文使用说明书，难以确定其是否属于消毒剂或抗抑菌剂。另外，根据国家食品药品监督管理局《关于部分产品分类界定的通知》（国食药监械〔2003〕95号文）的规定：手术器械洗涤剂即用于手术器械的去污洗涤，无消毒灭菌功能，不作为医疗器械管理。同样在《消毒产品分类目录》也无该类产品，不属于消毒产品管理。综上所述，多酶洗液在医疗器械清洗消毒中起到关键作用，但目前无法律法规对其质量进行制约，监管存在空白，应当引起相关管理部门的重视。

**供稿单位：**广东省广州市卫生监督所

**评析专家：**马志鑫、郭丽

# 十五、某医院用于传染病防治的消毒产品
# 不符合国家标准和卫生规范案

## 【案情介绍】

2014 年 7 月 4 日，卫生监督员在某医院监督检查发现：①手术室、消毒供应室、口腔科用于盛放感染性废物的容器为普通生活用桶（筐），无警示标识；口腔科将损伤性废物盛放于小纸箱内；②消毒供应室用于传染病防治的亿申康牌 84 消毒剂已过有效期（有效期至 2014 年 4 月 1 日）；③医疗废物暂存间未设置明显"医疗废物"和"禁止吸烟、饮食"警示标识；生活垃圾与医疗废物共同存放在医疗废物暂存间内。

针对现场检查发现的问题，卫生监督员当场拍照取证，制作《现场笔录》，并对该单位院感科主任进行询问，制作了《询问笔录》，确认了上述违法行为，听取了违法原因陈述，下达了《卫生监督意见书》，责令其限期 10 日改正。并对上述违法行为进行立案查处。最终，该单位因①违反了《医疗废物管理条例》第十六条第一款、第二款的规定，依据《医疗废物管理条例》第四十六条第（二）项之规定，责令其限期十日改正，给予警告并罚款 1000 元整的行政处罚；②违反了《传染病防治法》第二十九条第一款的规定，依据《传染病防治法》第七十三条第（三）项之规定，责令其立即改正，给予罚款人民币 6000 元的行政处罚；③违反了《医疗废物管理条例》第十七条第二款的规定，依据《医疗废物管理条例》第四十六条第（一）项之规定，责令其限期十日改正，给予警告并罚款人民币 3000 元的行政处罚。以上三项违法行为，分别裁量，合并处罚，责令其限期十日改正，给予警告并罚款人民币 10000 元的行政处罚。

## 【案件评析】

该案为医疗机构违反《传染病防治法》、《医疗废物管理条例》的有关规定，未将医疗废物按照类别分置于专用包装物或者容器、用于传染病防治的消毒产品不符合国家卫生标准和要求、贮存设施不符合环境保护和卫生要求的案件，是实施分别裁量、合并处罚的典型案例，对传染病防治监督执法处罚具有一定借鉴意义。

1. 现场取证充分。卫生监督员在监督检查中，发现某医院医疗废物未按照类别分置于专用包装物或者容器、用于传染病防治的消毒产品不符合国家标准和卫生规范、贮存设施不符合环境保护和卫生要求后，立即就相关违法违规行为当场制作现场笔录和询问笔录，

并及时进行现场拍照，制作照片 8 张，索取《医疗机构执业许可证》复印件、委托书等。违法证据采集充分，为顺利查处该案奠定了良好基础。

2. 分别裁量，合并处罚。该案在一个执法案件中，对于三个违法行为，实施了分别裁量，合并处罚。本案适用的处罚条款涉及三个罚种，即警告、没收违法所得、罚款，三种违法行为分别给予了①警告，罚款 1000 元；②罚款 6000 元；（违法所得无法计算）③警告，罚款 3000 元。合并处罚决定为警告，罚款 10000 元。

## 【思考建议】

1. 对当事人多项违法行为分别裁量、合并处罚的探讨。如何运用分别裁量、合并处罚？一些执法人员对合并处罚有不同的理解，对罚款的合并处罚也存在分歧和争议。

何为合并处罚，借鉴刑法理论的"数罪并罚"概念，所谓合并处罚，是指一个行政相对人（组织和个人）在某一个行政法律行政关系中，存在两种以上应当受到行政处罚的违法行为，有管辖权的行政机关对其违法行为分别裁量后，按照法定的原则，决定给予何种、何程度的行政处罚的适用制度。实践中应把握三个原则：①吸收原则。即将两种以上的应当处罚的行为分别定性裁量然后选择相同罚种中最重的一种罚项执行处罚，其余较轻的罚项被吸收而不予执行。适用吸收并罚的主要为行为罚；②限制加重原则。该原则仅限于财产罚中的罚款处罚，按照在对数种违法行为分别采取罚款的行政处罚时，其罚款金额应在各单项罚款中最高单项罚款以上、各个单项罚款和以下的幅度内给予处罚。在实践中存在着两种理解和计算方法。一种是采取两个以上条款中规定的单项最高罚款额以上，各个单项罚款和以下，如在本案中按照《传染病防治法》第七十三条规定可处 5 万以下罚款，按照《医疗废物管理条例》第四十六条规定可以处 5000 元的罚款，按照上述计算方法，可在 5 万到 5 万 5 千元之间执行罚款。另一种计算方法，同样在本案中医疗废物未按照类别分置于专用包装物或者容器内，按照《医疗废物管理条例》第四十六条第（二）项之规定给予一千元罚款，用于传染病防治的消毒产品不符合国家标准和卫生规范，依据《传染病防治法》第七十三条第（三）项之规定，给予六千元罚款，贮存设施不符合环境保护和卫生要求，按照《医疗废物管理条例》第四十六条第（一）项之规定给与三千元罚款，最后确定在最高单项罚款六千元以上，三项之和一万元以下确定罚款额。本案采用了第二种方法；③并科处罚。即在数种违法行为需给予不同罚种的行政处罚（既不能吸收，又不能限制加重）分别裁量后，并列给予行政处罚。如没收违法所得的行政处罚，既不能和其他罚项相互吸收，又不能限制加重，因此作为一种并科处罚。

由于基层卫生监督力量不足，多项违法行为分别裁量、合并处罚的作法，值得提倡。

2. 对违法所得认定的问题。依据《传染病防治法》第七十三条第（三）项之规定，用于传染病防治的消毒产品不符合国家卫生标准和卫生规范的，由县级以上人民政府卫生行政部门责令限期改正，没收违法所得，可以并处五万元以下的罚款。在本案中，医疗机构作为用于传染病防治消毒产品的使用者，事实上不存在违法所得，但在行政处罚过程当中，是否需要和如何对医疗机构用于传染病防治消毒产品的违法所得进行认定，行政执法文书上是否体现对违法所得的认定，这个问题有待商榷。

3. 使用过期的消毒产品用于传染病防治工作的处罚依据。本案处罚的依据是《传染病防治法》第七十三条第（三）项，过期的消毒产品是否属于不符合国家卫生标准和卫生规范范畴，2014 年 6 月 27 日前国家并无相应规定。卫生部《关于同意对经营过期一次性卫生用品按照经营不符合国家卫生标准的卫生用品进行查处的批复》（2001 年 7 月 27 日，卫法监发〔2001〕213 号）中批复：对经营过期一次性使用卫生用品的生产经营企业应按照不符合国家卫生标准的卫生用品进行查处。以此类推，医疗机构作为消毒产品的使用单位，如果使用过期的消毒产品用于传染病防治工作，也应属于使用不符合国家卫生标准的消毒产品。对于这一点，本案在合议中应有所体现。2014 年 6 月 27 日修订的《消毒产品卫生安全评价规定》第十七条第（五）项明确规定：消毒产品有效期过期的，属于不符合国家卫生标准、卫生规范要求或卫生质量不合格的情形，可依据《传染病防治法》第七十三条或《消毒管理办法》第四十七条进行处理。新修订的《消毒产品卫生安全评价规定》于 2014 年 6 月 27 日正式实施，国家卫生计生委在网上公布的时间为 2014 年 7 月 9 日，本案发生日为 2014 年 7 月 4 日，合议时间为 2014 年 7 月 9 日，正好处于新旧规定交替阶段，虽说新旧规定从颁布到实施有个缓冲期，基层卫生监督员第一时间掌握有难度，但如果承办该案的基层卫生监督员能够及时掌握并引用该规定，则法律依据更加充分。

4. 多项违法行为的案由写法。《卫生行政执法文书规范》（卫生部令第 87 号）第九条第四款规定，案由统一写法为当事人名称（姓名）+具体违法行为+案。如有多个违法行为，以主要的违法行为作为案由。本案中当事人共有 3 个违法行为，其中 2 个违法行为涉及医疗废物的管理情况，1 个违法行为涉及医院消毒隔离制度执行情况，相比较而言，从违法行为数量上讲医疗废物管理违法行为好像是主要违法行为，但从危害程度上讲，使用过期的消毒产品用于消毒供应室的传染病防治工作，其危害程度更大，因此，本案将案由定为某医院用于传染病防治的消毒产品不符合国家标准和卫生规范案，还是比较妥当的。

**供稿单位：**山东省威海市卫生和计划生育监督执法支队

**评析专家：**马志鑫、郭丽

# 十六、王某某重复使用一次性使用医疗用品案

## 【案情介绍】

2014年3月6日，A市卫生局卫生监督员在A市C区雁兴路同仁诊所监督检查发现，诊所口腔治疗室铁皮柜内有孙某、白某等患者使用后的一次性口腔器械盒39个，一次性使用人体静脉血样采集容器5ml高原管30支、2ml高原管30支，一次性使用静脉血样采集针2盒（100支装），消毒后敷料一盒。执法人员现场拍照取证，同日立案。立案后提取了《医疗机构执业许可证》副本复印件、《个体工商户营业执照》复印件、同仁诊所负责人XXX身份证复印件、XXX《执业医师资格证》复印件。经调查询问核实，写有孙某、白某等患者使用后的一次性口腔器械盒为义齿患者再次来治疗时重复使用的。经合议，认定当事人违反了《消毒管理办法》第六条的规定，依据《消毒管理办法》第四十五条的规定，参照《G省卫生行政处罚自由裁量权细化标准》，于2014年4月2日对XXX（C区雁兴路同仁诊所户主）作出责令立即改正违法行为，罚款2000元的行政处罚，当事人放弃陈述、申辩和听证权，自觉履行处罚决定。

## 【案件评析】

本案是口腔诊所中重复使用一次性医疗用品典型案例，事实清楚，证据确凿，有一定的借鉴意义。

1. 事实清楚、证据充分。本案是一起重复使用一次性医疗用品案，案情简单，在口腔诊所中具有代表性。在调取的证据中，重复使用一次性口腔器械盒码放于储物柜的照片，既有当事人的确认签名，又有现场笔录、询问笔录相互印证，对违法事实认定具有完整、充分的证明效力。

2. 自由裁量适当。该案当事人重复使用一次性医疗用品，违反了《消毒管理办法》第六条的规定，依据《消毒管理办法》第四十五条的规定，参照《G省卫生行政处罚自由裁量权细化标准》的规定，凡违反《消毒管理办法》第四、五、六、七、八、九条其中一项的，处以2000元以下罚款。鉴于案发时共计查出39个使用后的一次性口腔器械盒，情节较重，因此给予当事人罚款2000元的行政处罚是适当的。

3. 文书制作有瑕疵。本案制作的《行政处罚决定书》，将责令改正写入行政处罚的内容当中。责令改正的内容应制作《卫生监督意见书》，明确改正的内容及期限。行政处罚决

定书中行政处罚的内容应当是《中华人民共和国行政处罚法》第八条规定的罚种。

## 【思考建议】

该机构依法取得《医疗机构执业许可证》，持有《个体户工商营业执照》，本案将营业执照上登记的业主作为被处罚人实施了行政处罚。2015 年 2 月 4 日起施行的《最高人民法院关于适用〈中华人民共和国民事诉讼法〉的解释》第五十九条规定"在诉讼中，个体工商户以营业执照上登记的经营者为当事人。有字号的，以营业执照上登记的字号为当事人，但应同时注明该字号经营者的基本信息。"与 1992 年《最高人民法院关于适用〈中华人民共和国民事诉讼法〉若干问题的意见》规定不同。因此，2015 年 2 月 4 日以后，个体诊所的主体书写方式应为"负责人+机构名称"。

**供稿单位：**甘肃省兰州市卫生局卫生监督所

**评析专家：**郭丽、马志鑫

# 十七、某公司经营消毒产品标签不符合规定、产品卫生质量不符合要求的消毒产品案

## 【案情介绍】

2014 年 5 月 27 日，某市卫生计生行政部门对某知名跨国连锁百货公司 C 公司进行监督检查，在该公司地下一层进口商品超市日用百货区查见正在销售某全球健康卫生护理领域领导品牌的免洗保湿净手液。单纯从产品名称来看，该产品并不属于消毒产品，但卫生行政执法人员根据多年经验和办案直觉，对该产品的中文标签进行了仔细核对，该产品中文标签上标注"6350，原产地：英国，进口商：A 公司，经销商：B 公司，产品特点：经实验证明，有抑菌作用，成分：双癸基二甲基氯化铵（0.36% V/V）、葡萄糖酸氯己定（0.14%V/V）"，未标注抑制微生物类别和执行标准。双癸基二甲基氯化铵和葡萄糖酸氯己定均是常用的消毒剂原料成分，且该产品标签标注有抑菌作用，卫生行政执法人员凭借专业知识可初步判定该产品属于消毒产品中的抗（抑）菌制剂，当场未查见该产品的卫生安全评价报告。

卫生行政执法人员分别对 A 公司、B 公司和 C 公司进行了调查询问和取证，最终确定该免洗保湿净手液为具有抑菌作用的抗（抑）菌制剂，属于消毒产品，由 A 公司从英国进口并负责销售。B 公司从 A 公司采购该产品并销售给 C 公司，再由 C 公司销售给顾客。该产品中文标签由 A 公司制作加贴，该中文标签未标注抑制微生物类别和执行标准，违反了《消毒产品标签说明书管理规范》的规定。上述产品在我国首次上市前未进行卫生安全评价，根据《消毒产品卫生安全评价规定》的规定，认定该产品为卫生质量不符合要求的消毒产品，违反了《消毒管理办法》第三十四条第（二）项的规定。

A 公司上述两项行为违反了《消毒管理办法》第三十三条第一款和第三十四条第（二）项的规定，依据《消毒管理办法》第四十七的规定，责令其立即改正上述违法行为，并分别处以人民币 5000 元罚款的行政处罚，两项罚款合计人民币 10000 元。A 公司在法定期限内未提起行政复议和行政诉讼，并及时缴纳了相应罚款，本案件结案。

## 【案件评析】

本案系一起知名企业经营消毒产品标签不符合规定、产品卫生质量不符合要求的典型案件，在相关违法主体认定、案件事实确认以及法律责任认定等调查方面具有较强的借鉴

意义。

1. 违法主体认定。经现场询问调查，A 公司从英国进口该免洗保湿净手液并作为产品的在华责任单位，负责产品销售和中文标签的制作加贴，因此，A 公司应承担该免洗保湿净手液在华销售而引发的相应行政法律责任。故某市卫生计生行政机关认定 A 公司为本案的被处罚主体；B 公司和 C 公司的违法行为则根据其违法性质、相关案件事实以及其所应承担的行政法律责任予以另案处理。

2. 违法事实认定

（1）将涉案免洗保湿净手液认定为消毒产品是本案查处违法行为的关键：涉案免洗保湿净手液标签标注"经实验证明，有抑菌作用；成分：双癸基二甲基氯化铵、葡萄糖酸氯己定"，其中双癸基二甲基氯化铵、葡萄糖酸氯己定均纳入了《利用新材料、新工艺技术和新杀菌原理生产消毒剂和消毒器械的判定依据》的消毒剂原料有效成分清单，同时通过当事人陈述和证人证言确定该产品可用于手部皮肤的清洁抑菌，因此认定该产品为消毒产品中的抗（抑）菌制剂产品。

（2）标签违法责任的认定：涉案免洗保湿净手液为进口消毒产品，其中文标签不符合《消毒产品标签说明书管理规范》的规定。标签违法的责任方为标签内容的制定者，办案人员通过获得当事人陈述和证人证言确定该产品的中文标签内容由 A 公司制定。同时通过获得当事人陈述、证人证言、产品销售记录等证据确定 A 公司存在经营标签不符合规定的消毒产品的行为。

（3）经营产品卫生质量不符合要求的消毒产品的认定：办案人员通过获得当事人陈述、证人证言、海关进口货物报关单、A 公司与其欧洲有限公司之间的集团公司内部采购单等证据确定 A 公司为该免洗保湿净手液的在华责任单位，且该公司未按照《消毒产品卫生安全评价规定》第四条的要求首次上市前对该产品进行卫生安全评价，无法提供卫生安全评价报告。该免洗保湿净手液在上市前未进行卫生安全评价，根据《消毒产品卫生安全评价规定》第十七条第（一）项的规定，认定该产品为卫生质量不合格的消毒产品。同时通过获得当事人陈述、证人证言、产品销售记录等证据证实 A 公司存在经营产品卫生质量不符合要求的消毒产品的行为。

3. 条款适用。以往消毒产品行政处罚案件中单个产品通常只涉及单个案由，本案因涉案免洗保湿净手液在首次上市前未进行卫生安全评价，同时标签不符合规定。卫生计生行政部门认定当事人的违法行为同时违反了《消毒管理办法》第三十三条第一款"消毒产品的标签应当符合卫生部的有关规定"和第三十四条第（二）项"禁止经营产品卫生质量不符合要求的消毒产品"。

上述两个条款的对应罚则同为《消毒管理办法》第四十七条"消毒产品生产经营单位违反本法第三十三、三十四条规定的，由县级以上卫生行政部门责令其限期改正，可以处 5000 元以下罚款"。《消毒管理办法》第四十七条有对违反第三十三、三十四条规定的罚款数额的表述，但通过对该条文本身的分析理解其实是对两种违法行为的分别罚款。对于同时违反《消毒管理办法》第三十三条第一款、第三十四条第（二）项规定的当事人可以分别对两个违法行为给予 5000 元罚款，两项罚款合计不超过 10000 元。

涉案免洗保湿净手液属于为达到卫生保健目的使用的抑菌洗手液，产品卫生安全可能直接关系到使用者的身体健康，A 公司未对该产品进行卫生安全评价即上市销售。该产品标签虽标注有抑菌作用却未标注具体的抑制微生物类别，影响消费者的知情权。不同抗抑菌制剂因其配方、工艺不同可能造成抑杀微生物类别、用途等也不同，消费者在使用时处于信息不对称的弱势地位，产品责任单位在制作产品标签时应完整真实地标注标签内容，保证消费者的知情权。A 公司作为健康卫生护理领域的知名公司，其行为具有标杆示范作用，为强化其企业主体责任，某市卫生计生行政机关分别对 A 公司违反《消毒管理办法》第三十三第一款的标签不符合卫生部规定的违法行为和违反第三十四条第（二）项的经营产品卫生质量不符合要求的消毒产品的违法行为各处以人民币 5000 元的罚款，两项罚款合计人民币 10000 元整。

## 【思考建议】

2013 年，根据国务院关于继续推进机构改革和职能转变工作的要求，国家卫生计生委取消除"三新"产品外的消毒产品行政审批，对于激发市场主体创造活力，增强经济发展内生动力，促进我国经济社会又好又快发展具有重大意义。为确保后续监管到位，防止"一放就乱"，需切实加强对消毒产品特别是取消行政审批消毒产品的监督管理，加大对违法违规生产、经营、使用消毒产品行为的查处力度，保障人民群众身体健康和公共卫生安全。

目前国家对国产消毒产品实行生产企业卫生许可制度，由于进口消毒产品的生产企业在国外，无法对其生产条件和生产过程控制、出厂产品卫生质量等源头进行监督，因此必须对进口消毒产品在华责任单位加强监管。本案中，A 公司是全球知名品牌公司，其行为具有示范作用，因此规范其生产经营行为，对进口消毒产品在华责任单位有警示作用。本案通过对进口消毒产品在华责任单位的处罚，进一步强化了在华责任单位的主体责任，对确保消毒产品的卫生质量具有积极意义。

进口产品卫生质量和标签说明书的规范与否直接影响我国消毒产品市场秩序，因此进口消毒产品在华责任单位的监督管理，越来越引起各级卫生计生行政部门和监督机构的重视，国家卫生计生委在 2014 年颁布的《消毒产品卫生监督工作规范》中，将消毒产品在华责任单位的卫生监督专设一节。在全国各级卫生监督机构开展在华责任单位监督检查之际，该典型案例对进口消毒产品卫生监督工作具有指导意义。但本案在调查取证过程中也存在一些瑕疵，如在违法事实认定上未调查该产品是否有使用说明书。按《消毒产品标签说明书管理规范》第十五条第（四）项和第（十）项的规定，抗（抑）菌剂说明书应标注抑制或杀灭微生物类别以及执行标准，而第十三条和第十四条是关于抗（抑）菌剂最小销售包装标签的规定，未要求标注抑制或杀灭微生物类别以及执行标准。因此，只有调查确认该产品标签（含说明书）时，本案的违法事实认定才成立。

**供稿单位：**上海市卫生和计划生育委员会监督所

**评析专家：**袁青春、文东升

# 十八、某公司无生产企业卫生许可证生产消毒产品案

## 【案情介绍】

2014 年 6 月 25 日，某市卫生计生委执法人员对辖区内生产涉水产品的某公司进行日常监督检查。执法人员在检查中发现，该公司生产一体化净水设备、水质处理器、复合二氧化氯发生器均在省级卫生计生行政部门取得了《涉水产品卫生许可批件》，但生产用于生活饮用水、游泳池水、医院污水消毒的复合二氧化氯发生器并未在该市申请办理《消毒产品生产企业卫生许可证》。

执法人员对该公司未取得《消毒产品生产企业卫生许可证》，擅自生产消毒器械的违法行为进行调查取证。由于该公司为订单生产模式，执法人员在生产车间未见到产品的生产现场。在该公司成品库，执法人员未查见该产品成品，但对成品库内某某牌二氧化氯发生器使用说明书进行了取证，该说明书产品用途为"用于生活饮用水、游泳池水、医院污水消毒"，从而确认该产品属于消毒器械。

在对该公司生产研发经理某某的询问中，对方称公司此款产品自 2013 年投产以来未办理《消毒产品生产企业卫生许可证》，仅在省级卫生计生行政部门申请并取得了《涉水产品卫生许可批件》。

根据现场检查情况，执法人员制作了《现场笔录》、《询问笔录》，并对某某牌二氧化氯发生器使用说明书以及《营业执照》等证明材料进行了取证。该市卫生计生委认为该公司未取得《消毒产品生产企业卫生许可证》，擅自生产消毒器械（复合二氧化氯发生器）的违法行为，违反了《消毒管理办法》第三十四条第（一）项，根据《消毒管理办法》第四十七条的规定，拟对该公司作出罚款 3000 元的行政处罚。

2014 年 7 月 23 日，该市卫生计生委对该公司下达了《行政处罚事先告知书》。该公司在期限内放弃了陈述申辩权利，并于同期在市卫生计生委申请办理《消毒产品生产企业卫生许可证》。

2014 年 8 月 5 日，该市卫生计生委对该公司下达了《行政处罚决定书》，对该公司作出罚款 3000 元的行政处罚，并要求立即整改。8 月 12 日，该公司签收《行政处罚决定书》。8 月 15 日，该公司取得了《消毒产品生产企业卫生许可证》。8 月 20 日，该公司缴纳了罚款。

## 【案件分析】

1. 本案违法事实清楚，但违法行为具有一定的隐蔽性。复合二氧化氯发生器主要用于生活饮用水消毒，按照《生活饮用水卫生监督管理办法》规定，仅用于生活饮用水消毒属于涉水产品中的水质处理器类，应取得省级以上卫生计生行政部门颁发的《涉水产品卫生许可批件》，方可经营；按照消毒管理的有关规定，用于生活饮用水、游泳池水、医院污水消毒的属于消毒产品的消毒器械类，生产企业应办理《消毒产品生产企业卫生许可证》，产品要取得卫生部卫生许可批件（2013年前）或进行卫生安全评价报告合格的，方可生产经营，上市时卫生安全评价报告应在省级卫生计生行政部门备案。涉水产品和消毒产品监管要求不同，涉水产品不对生产条件进行许可，只对生产的产品进行许可。消毒产品首先要取得生产企业卫生许可证，再对产品进行卫生许可（2013年前）或卫生安全评价。这样同一种产品有两种管理模式，给企业和监管带来了困惑，在2003年北京市卫生局就此类产品监管问题向卫生部进行了请示，卫生部的复函对此类产品监管有了明确的界定。按照《卫生部法监司关于与生活饮用水接触的消毒剂和消毒器械有关问题的复函》（卫法监食便函【2003】241号）规定，对于与生活饮用水接触的具有消毒作用的产品，如果该产品仅用于生活饮用水消毒，应按现行《生活饮用水卫生监督管理办法》作为生活饮用水化学处理剂或一般水质处理器申报涉水产品卫生许可批件；如果该类产品除了用于生活饮用水消毒外，还用于其他方面的消毒，则应按照现行《消毒管理办法》消毒剂或消毒器械申报消毒产品卫生许可批件，既按消毒产品有关规定管理；产品检验时除按《消毒技术规范》和《消毒产品检验规定》进行检验外，还要按照《生活饮用水消毒剂和消毒器械设备卫生安全评价规范》进行饮用水消毒相关检验，合格则消毒器械使用说明中可表明用于饮用水的消毒。也就是一个设备既能用于生活饮用水消毒又能用于游泳池水、医院污水等方面消毒的要有消毒产品的卫生许可，如果只有饮用水卫生许可则不能用于游泳池水、医院污水的消毒，用了就是违法行为。本案中该产品使用说明书用途中明确了该产品除用于生活饮用水消毒外，还用于游泳池水、医院污水消毒。因此该产品应属于消毒器械监管而不是涉水产品监管，应按照《消毒管理办法》第二十条规定，消毒器械的生产企业应当取得所在地省级卫生行政部门发放的卫生许可证后，方可从事生产。《消毒产品卫生安全评价规定》第四条和第十四条第（二）款的规定，该产品责任单位在产品首次上市前应进行卫生安全评价，并对评价结果负责。卫生安全评价合格的消毒产品方可上市销售，产品首次上市时，产品责任单位应当将卫生安全评价报告向所在地省级卫生计生行政部门备案。本案中的某公司生产复合二氧化氯发生器，自认为是涉水产品，仅取得了的《涉水产品卫生许可批件》，并未申请办理《消毒产品生产企业卫生许可证》，而用于游泳池水、医院污水的消毒，违法事实清楚。

根据国家卫生计生委《关于取消下放部分消毒产品和涉水产品行政审批项目的公告

（2013 年第 7 号）》，除利用新材料、新工艺和新化学物质生产的涉及饮用水卫生安全产品的审批职责由国家卫生和计划生育委员会下放至省级卫生和计划生育部门。部分省《消毒产品生产企业卫生许可证》的行政审批权限下放到设区的市级卫生计生行政部门。该市卫生计生监督机构在内部工作职能划分时，涉水产品和消毒产品的监管职责各自归属两个业务科室。因为"跨级别"、"跨专业"、"跨科室"等原因，造成在实际的日常监督工作中难以发现此类违法行为。这就要求我们卫生监督员，要掌握目前产品卫生行政许可的相关规定，综合执法及时发现此类违法行为，准确认定违法事实。

类似复合二氧化氯发生器的产品，基本采取招投标等形式进行销售。在对经营单位的监督检查中，执法人员难以见到此类产品。如果招标单位、使用单位把关不严，对相关法律法规不了解，极易造成卫生安全隐患。

2. 案件调查较为细致，程序合法。本案中，某市卫生计生行政部门作为《消毒产品生产企业卫生许可证》的发证机关，掌握本市发证信息，对该公司未取得《消毒产品生产企业卫生许可证》这一行为是清楚的。在调查该公司生产二氧化氯发生器这一行为时，执法人员分别对该公司的生产车间、原料库、成品库等生产区域进行了调查取证。因为该公司订单生产模式的原因，并没有发现消毒器械产品的生产现场，对二氧化氯发生器所使用的零部件没有取证。该案现场未查见产品等物证，主要以《现场笔录》、《询问笔录》以及产品使用说明书等作为案件主要证据，可以证明生产用于生活饮用水、游泳池水、医院污水消毒的二氧化氯发生器的行为。其实，该公司在 2013 年已经取得了省级卫生计生部门的《涉水产品卫生许可批件》，执法人员在现场询问的基础上，如果能够进一步对该生产过程记录、产品出入库记录以及该公司财务部门、销售部门一年内产品销售情况进行调查，对证明生产经营二氧化氯发生器的违法行为将会更充分、有力。

某市卫生计生行政部门按照卫生行政处罚自由裁量权，将未取得《消毒产品生产企业卫生许可证》定为严重违法行为情节，处以 3000 元罚款。在本案的行政处罚流程中，从案件受理、立案，到行政处罚事先告知，再到最后下达《行政处罚决定书》和结案，每个环节均符合行政处罚程序的要求。对《授权委托书》的格式要求、对放弃陈述申辩的确认，在案件细节上比较严谨。

3. 以行政处罚作为手段，敦促改正违法行为作为保障。行政处罚是打击违法行为强有力的手段。在打击违法行为的同时，如何能够让违法行为人认识错误，改正违法行为，这是卫生监督机构在行政处罚中应重点考虑的内容。在对案件的处理中，该市卫生计生委一方面按照行程处罚程序对该公司进行行政处罚，另一方面敦促和指导该公司准备相关材料，及时办理了《消毒产品生产企业卫生许可证》。该公司对卫生计生委的作法非常认可，也积极主动缴纳罚款。

## 【思考建议】

该案案情较为清楚，却反映出类似产品卫生监管的特点和薄弱之处。在卫生计生监督执法工作专业细化的同时，对此类"市场见不到"、"跨级别"、"跨专业"、"跨区域"的消毒产品，如何加强监督，打击违法行为，这是在这起看似简单的案件后应该思考的，消毒产品与涉水产品监督管理的交叉问题值得深思。人们的一般思维认识是用于饮用水的产品应该是涉水产品要取得涉水产品卫生许可，尤其是有些供水单位只认涉水产品卫生许可批件，而目前我国消毒产品又取消了产品的卫生许可，致使企业虽然知道其产品不仅仅用于生活饮用水还用于医院污水等方面的消毒，也只是去省级卫生计生行政部门办理涉水产品卫生许可批件，有批件的产品就好销往各个领域，这应引起各级卫生计生行政部门和卫生监督机构的重视，在审核涉水产品卫生许可时密切关注产品的用途，指导企业正确办理卫生许可。

卫生计生监督机构内部应科学设置业务科室。对一些跨专业的产品、经营业态，应尽可能由同一科室承担监督执法工作。对于专业关联性强的、同一场所内涉及各专业的，卫生监督机构内部应有定期的信息交流、共同执法等工作机制。

健康产品类的监督，从原材料、生产，到经营销售，涉及行政区域较广。各卫生计生监督机构不仅要在发现违法行为或违法线索后严厉查处，确保执法的力度，还需要建立起违法信息通报、案件协助调查等工作制度。只有编织出一张严密的执法大网，才能让违法行为无所遁形。

加大宣传培训力度，使各级卫生计生行政部门、监督机构正确掌握健康相关产品监督管理的法律法规、文件、规定，并熟练运用到监督管理实践之中；使生产企业、经营单位、使用单位了解我国对涉水产品和消毒产品管理的规定和要求，依法规范生产、经营、使用这类产品，使用者不购进、不使用不符合规定的产品，消除安全隐患，保障人民身体健康。

**供稿单位：**山东省青岛市卫生局卫生监督局

**评析专家：**袁青春、文东升

# 十九、某科技发展有限公司未取得生产企业卫生许可证生产消毒产品案

## 【案情介绍】

2014年3月28日，某区卫生局卫生监督员接到电话投诉举报后对位于辖区某村内的某科技发展有限公司（以下简称某公司）的生产场所进行监督检查时发现：某公司无法出示《消毒产品生产企业卫生许可证》，公司仓库中有某品牌卫生湿巾10箱（标注的生产日期为2014年3月18日），某公司商品销售单2张，车间里刘某某、马某某两名工人正在从事装箱工作。卫生监督员对现场生产、库存情况拍照3张。卫生监督员询问某公司经理朱XX得知，某公司未取得省级卫生行政部门颁发的《消毒产品生产企业卫生许可证》。某区卫生局认定某公司的行为违反了《消毒管理办法》第三十四条第（一）项的规定，依据《消毒管理办法》第四十七条的规定，对某公司予以1000元的行政处罚。

## 【案件评析】

1. 被处罚主体认定正确。根据某公司提供的其《企业法人营业执照》显示，某公司的注册地址在本辖区外的甲地，而非卫生监督员监督检查的位于本辖区某村乙地的生产场所，某公司乙地未办理过《消毒产品生产企业卫生许可证》。进一步调查了解到：该公司营业执照上的法定代表人为张某某，生产场所实际负责人为朱某某（执行经理身份），而某公司生产场所未曾独立办理过营业执照，对外经营使用的仍是某公司营业执照。

根据最高人民法院《关于适用〈中华人民共和国民事诉讼法〉若干问题的意见》第41条规定：法人非依法设立的分支机构，或者依法设立但没有领取营业执照的分支机构，以设立该分支机构的法人为当事人。因此，卫生监督员最终确定以某公司作为当事人（被处罚主体），并要求某公司法人出具了委托书，委托实际负责人朱某某作为代理人。

2. 证据收集充分。卫生监督员对某公司未取得《消毒产品生产企业卫生许可证》而擅自生产销售消毒产品案的取证工作做得比较充分。对违法生产现场的情况制作了《现场笔录》，并进行了现场拍照确认，对现场存放的某品牌卫生湿巾、公司产品销售单等进行了证据先行登记保存，对负责人朱某某进行了询问，制作了询问笔录。

3. 法条适用得当。《消毒管理办法》第三十四条第（一）项明确规定，禁止生产经营"无生产企业卫生许可证、产品备案凭证或卫生许可批件"的消毒产品；《消毒管理办法》

第四十七条规定了相应的处罚：消毒产品生产经营单位违反本办法第三十三、三十四条规定的，由县级以上地方卫生行政部门责令其限期改正，可以处 5000 元以下罚款；造成感染性疾病暴发的，可以处 5000 元以上 20000 元以下的罚款。因此，对某公司未取得《消毒产品生产企业卫生许可证》而擅自生产销售消毒产品的违法行为，认定违反了《消毒管理办法》第三十四条第（一）项，依据《消毒管理办法》第四十七条进行处罚是正确的。

## 【思考建议】

1. 当事人主体身份确认可更进一步。本案当事人主体身份的确认主要依据的是《企业法人营业执照》，为进一步说明当事人主体身份的合法性，建议可进一步调查确认张某某与朱某某之间的法律、经济关系（是承包、租赁或聘任等），张某某是否授权朱某某生产销售卫生湿巾，财务是否独立，产品包装上是否标注有生产单位名称等，这对准确确认当事人主体身份非常重要，到底是对实际负责人朱某某以个体工商户的身份来进行处罚，还是把张某某作为法定代表人的某公司作为被处罚主体呢？

2. 本案处罚的自由裁量存瑕疵。该公司不是第一次因无《消毒产品生产企业卫生许可证》生产销售消毒产品被处罚。2013 年 12 月，该公司因为同样的原因被处罚后停产。2014 年 3 月初，又偷偷开始生产销售，直至 3 月 28 日被举报查处，这一情况已记录在《询问笔录》中。第一次被处罚时的罚款为 2000 元。此次是某公司第二次被处罚，理应加重处罚，但却只罚款 1000 元，未能根据违法行为的情节程度，体现出处罚的梯度，案卷中的相关材料也未见说明。

3. 法律适用应完整。依据《消毒管理办法》第四十七条规定：应责令其限期改正，可处 5000 元以下罚款。但案卷中只有处罚材料，未见责令其限期改正的相关文书材料。

**供稿单位：**天津市北辰区卫生监督所
**评析专家：**文东升、袁青春

# 二十、项某出借《医疗机构执业许可证》案

## 【案情介绍】

2013年12月5日，某市卫生监督所接群众匿名举报，反映项某内科诊所的医生项某长期不在诊所上班，诊所实际已转给外地医生乔某经营，要求查处。

接到举报后当天，执法人员立即前往项某内科诊所调查。检查发现，该诊所由一名医生乔某坐诊，诊所内的处方和基层医疗机构医疗废物管理台账资料的单位负责人栏均由乔某签名。诊所墙上悬挂的《医疗机构执业许可证》显示机构名称为项某内科诊所、主要负责人为项某。现场对乔某询问发现：乔某具有执业医师资格证书和医师执业证书，并注册在该诊所。同时，乔某承认近一年来该诊所因项某年龄较大、行动不便，由乔某个人代为经营管理，并且签有一份协议。执法人员认为双方可能存在租借《医疗机构执业许可证》的违法行为，即对双方分别予以立案。立案之后，执法人员对项某、乔某分别进行了深入调查，查获了一份项某与乔某签订的《代为经营协议书》。双方在《代为经营协议书》中约定：自2013年1月1日至2013年12月31日，诊所由乔某代为经营管理，经营期内项某将该诊所的《医疗机构执业许可证》、《工商营业执照》、《税务登记证》、诊所公章借给乔某使用。代为经营期内，项某不参与诊所经营管理，乔某给予项某报酬21600元。协议书在2012年12月20日签订，乔某给予项某的报酬21600元也在协议签订之日付清。协议书还有公证人任某、担保人乔某某的签名。《协议书》双方各持一份，双方对协议书上的内容均无异议。执法人员在调查过程中，同时获取了公证人任某、担保人乔某某的证人证词，对项某将内科诊所的《医疗机构执业许可证》等出借给乔某，诊所由乔某经营的事实进一步作了印证。

2014年1月13日案件调查终结，查明以下违法事实：2013年1月1日至2013年12月5日期间，项某以营利为目的，将其内科诊所的《医疗机构执业许可证》出借给乔某，收取费用人民币21600元。此行为违反了《医疗机构管理条例》第二十三条第一款"《医疗机构执业许可证》不得伪造、涂改、出卖、转让、出借"的规定，依据《医疗机构管理条例》第四十六条的规定、《医疗机构管理条例实施细则》第七十九条第（二）项进行裁量处罚，某市卫生局于2014年2月20日向当事人项某下达了《行政处罚决定书》，对项某作出了"一、没收非法所得人民币贰万壹仟陆佰元；二、罚款人民币叁仟肆佰元；三、吊销该诊所的《医疗机构执业许可证》"的行政处罚。项某无异议，自觉履行了处罚决定。本

案于 2014 年 2 月 26 日结案。

对乔某借用《医疗机构执业许可证》开展诊疗活动的违法行为，根据《卫生部关于对非法采供血液和单采血浆、非法行医专项整治工作中有关法律适用问题的批复》（卫政法发〔2004〕224 号），依据《医疗机构管理条例》第四十四条、《医疗机构管理条例实施细则》第七十七条第（三）项的有关规定予以另案处理。

## 【案件评析】

该诊所表面上持合法有效的《医疗机构执业许可证》等证照，开展执业活动的乔某具有执业医师资格，也已经注册到该诊所，表面上查不出违法行为。但本案系群众举报提供了案件线索，执法人员深入调查，对相关人员动之以情、晓之以理，进行了法律知识讲解以及攻心式询问，并获取了项某与乔某各自持有的《代为经营协议书》这一关键证据。同时，执法人员对《代为经营协议书》上的公证人任某、担保人乔某某进行了深入调查，收集了证人证词相互印证，形成了比较完整的证据链。整个调查取证工作进展顺利，证据质量较高，适用法律法规正确。由于证据充分，当事人放弃了听证权利，按时缴纳罚款并及时改正了违法行为。

## 【思考建议】

本案虽然已经得到及时处理，但在执法实践中还有一些问题值得探讨。

1. 现实中这类诊所负责人长期不在岗的行为普遍存在，实际由他人经营，如果不深入调查，掌握签订的合同、协议等关键证据，此类租借《医疗机构执业许可证》的违法行为很难予以查处。这是现实执法活动中比较棘手的问题。建议对诊所负责人长期不在岗的，要及时、深入地对坐诊者、负责人分别调查，争取获取合同、协议等证据。

2.《医疗机构管理条例》第二十三条第一款规定"《医疗机构执业许可证》不得伪造、涂改、出卖、转让、出借"，其中出卖、转让与出借《医疗机构执业许可证》等概念比较难划分。本案中执法人员认为在《代为经营协议书》中有出借等字样，因此认定出借《医疗机构执业许可证》比较合理。

3. 现场调查取证要充分。本案在调查取证过程中，现场调取的证据类型比较单一，主要依赖询问笔录。不论是否存在租借《医疗机构执业许可证》的行为，对诊所现场的处方、发票、收据、账册等均要先行登记保存。

**供稿单位：** 浙江省宁波市余姚市卫生监督所

**评析专家：** 祖燕、蔡平

# 二十一、某医师未经亲自诊查伪造医学文书案

## 【案情介绍】

2014 年 5 月 26 日，某市卫生监督中心收到武汉市某区卫生和计划生育委员会的《案件移送书》，反映某医院的医师许某涉嫌开具虚假医学证明。2014 年 5 月 30 日，某市卫生监督员对案件移送所反映的情况进行调查核实后发现，医师许某是该市某医院外科执业医师，2013 年 10 月 30 日，接到初中同学打来的电话请求为其妹妹许某某开具流产证明，许某未经亲自诊查患者许某某，擅自冒用该院医师陈某的名义，伪造了门诊病历及诊断证明书，并在伪造的门诊病历和诊断证明书上擅自加盖了医院的《医疗专用章》，事后以快递的形式寄出。许某未经亲自诊查患者伪造门诊病历及诊断证明的行为，违反了《执业医师法》第二十三条第一款的规定，应依据《执业医师法》第三十七条第（五）项的规定予以处罚，某市卫生局决定立案查处。在调查取证过程中，卫生监督员制作了现场笔录，分别对当事人许某、许某所在的某医院党支部书记何某、医师陈某依法进行询问并制作询问笔录，收集了许某伪造的门诊病历、诊断证明书复印件、手机信息复印件及许某的《检讨书》，同时还收集当事人许某身份证复印件、被询问人陈某及何某身份证复印件等证据。

某市卫生局通过合议拟对许某给予暂停六个月执业活动的行政处罚，送达《行政处罚事先告知书》后，许某主动放弃陈述申辩和听证权利。某市卫生局于 2014 年 6 月 20 日向许某送达《行政处罚决定书》，并将行政处罚决定内容以《卫生监督意见书》的形式告知许某所在医院，督促医院监督执行。本案于 2014 年 6 月 25 日结案。

## 【案件评析】

本案违法事实清楚，证据收集确凿、充分，法律适用正确、适当，对卫生计生执法工作具有一定的指导意义：

1. 案由具有代表性。本案是一起典型的医师伪造医学文书案。医学文书是由取得相应资格或取得执业证书的医务人员，依据有关法律规定和制度，记载医疗服务过程中各种信息的资料，能够反映医疗活动的事实，属公文性书证，一般可分为医疗民事文书、医疗证明文件或医学意见书、病历资料三类。在医疗服务过程中，医疗机构或医师伪造医学文书的行为并不少见，有的为了亲戚朋友就业、请假及退休伪造医学文书，也有的为了骗保、套取农合及医保资金伪造医学文书，还有的医护人员在不良医疗后果发生后，修改病历或

故意篡改、伪造病历以掩饰自己的医疗过失，逃避责任。这类违法行为扰乱了正常的医疗管理秩序，侵害了就诊人的权利，易造成严重的后果和恶劣的社会影响。随着人们的法律意识和自我保护意识的不断增强，严格保证医学文书的真实性、及时性和完整性，是对医疗机构及人员监督管理的关键所在，是保护医患双方的合法权益，构建和谐的医患关系的重要保障。

2. 形成较完整的证据链。本案收集了如下证据：①武汉市某区卫生和计划生育委员会的《案件移送书》，证明案件的来源。②2014年5月30日的《询问笔录》三份，分别对当事人许某、某医院党支部书记何某和医师陈某进行询问，证明许某未经亲自诊查患者许某某，冒用医师陈某名义伪造门诊病历及诊断证明整个过程。③许某的《检讨书》，陈述其伪造门诊病历、诊断证明书的事实及对违法行为的认识。④许某伪造门诊病历、诊断证明书复印件及手机信息复印件，证明许某伪造门诊病历及医学证明的事实与其检讨和询问内容吻合。⑤许某身份证复印件、被询问人陈某和何某身份证复印件，证明本案当事人认定准确。⑥2014年5月30日《现场笔录》一份，证明书证复印件的收集符合法定程序。本案的证据收集较为充分，证据收集的程序合法，证据之间能够相互印证，排除合理的怀疑，形成了较完整的证据链。

3. 法律适用准确。本案办理的过程中，合议人员就法律适用问题和自由裁量问题进行过探讨。有的认为许某未取得《母婴保健技术考核合格证书》出具了"完全流产"的诊断证明书，应当适用《母婴保健法》进行处罚，也有的认为许某伪造医学文书应当适用《执业医师法》进行处罚。大家经过讨论并咨询有关专家，达成了一致意见：许某未从事任何母婴保健技术服务工作，其出具的"完全流产"的诊断证明系其凭空捏造，是纯粹伪造虚假医学文书的行为，《执业医师法》第二十三条第一款明文规定"医师不得隐匿、伪造或者销毁医学文书及有关资料"，因此适用《执业医师法》进行处罚更准确。许某的凭空伪造门诊病历和诊断证明的行为，性质是比较恶劣的，虽然没有造成严重的后果，但造成了一定的影响（"患者"许某某政策内二胎怀孕15周孕情消失，涉嫌选择性别终止妊娠，武汉市某区卫生计生委已介入调查），考虑到医师许某积极配合调查取证工作，对自己的违法行为认识深刻，本着教育与处罚并重的原则，合议决定对其暂停六个月执业活动的行政处罚的裁量比较合理。

同时本案中还有一些不足之处，一是没有对医师许某的初中同学及其妹妹许某某制作询问笔录，如果开展了相应的调查工作，证据链就更完整了；二是许某伪造的门诊病历和诊断证明只采集了复印件，采集原件则更好。

**【思考建议】**

1. 如何杜绝隐匿、伪造或销毁医学文书现象？

（1）加强医务人员法律知识和医德医风的教育。医务人员必须增强法律意识，了解相关法律法规，提升自身职业道德素质，既要运用法律来保护自己和患者的合法权益，又要遵守法律法规，提升医疗服务质量。一方面医疗机构要加强对医务人员法律法规和医德医风的教育，强调伪造病历可能带来的行政处罚、刑事处罚及民事赔偿风险，提高担当意识；另一方面卫生计生行政部门要加强相关法律法规宣传，提高医务人员法律意识，提高医德医风修养，从根源上杜绝隐匿、伪造或销毁医学文书现象。

（2）加强对病历文书的监督检查。卫生计生综合执法机构在日常卫生监督检查过程中，要依照《处方管理办法》、《医疗机构病历管理规定》和《病历书写基本规范》的规定，注重对病历文书的检查，规范医院病历文书的书写，探索可行的监督模式，严肃查处违法违规行为。

（3）建立部门间信息共享和协调机制。在医疗纠纷、农合医保稽查中经常会发现存在病历文书伪造、篡改现象，没有部门间的移送，卫生计生综合执法机构无法得到案件来源，相关医务人员伪造、篡改病历文书也得不到有效的处理。要杜绝隐匿、伪造或销毁医学文书现象，对发现的伪造医学文书的行为要发现一起、查处一起，绝不姑息，让医务人员做到不愿伪、不敢伪。

2. 如何让暂停执业的行政处罚落到实处？

本案虽然向当事人许某给予了暂停六个月执业活动的行政处罚，也向许某所在的医院告知了许某行政处罚的内容，督促其执行。但对本案中许某暂停六个月执业活动是否履行到位，如何履行到位仍存在疑问：暂停执业期间许某是否可在原岗位正常上班？正常上班期间哪些事情可做，哪些事情不能做，如何约束？许某暂停六个月执业活动期满是否要经过考核？

给予暂停执业活动是较重的行政处罚之一，是对医师执业权利的暂时性剥夺，暂停执业应当是暂停所有的执业活动，期间不得开展任何诊疗活动。但在实际操作层面，暂停执业存在执行和监管的漏洞，有"打擦边球"的可能。因此，对处以暂停执业活动的医师可向所在医院提出对其作出停岗或调整工作岗位的建议。另外，根据湖南省《医师定期考核管理办法》实施细则第二十六条第（五）项的规定："在考核周期内，拟变更执业地点的或者违反《执业医师法》规定，有下列情形之一，但未被吊销执业证书的医师，应当提前进行考核。……（五）隐匿、伪造或者擅自销毁医学文书及有关资料的"，应当责令考核机构或组织对被处以暂停执业活动的医师进行提前考核。

**供稿单位**：湖南省岳阳市卫生局卫生监督中心

**评析专家**：祖燕、蔡平

# 二十二、梁某未取得《医疗机构执业许可证》开展医疗执业活动案

## 【案情简介】

2013 年 8 月 30 日，某市卫生局和公安局联合打击无证行医专项行动时，卫生监督员在梁某开设的口腔科诊疗场所检查发现：该诊疗场所摆放有 1 台牙椅、药柜、消毒柜、牙模及牙钳等口腔科器械，保存有梁某自 2013 年 6 月 30 日至 2013 年 8 月 29 日诊治病人开具的义齿产品保证卡 5 张，经询问梁某得知其为该诊疗场所负责人。梁某未能出示《医疗机构执业许可证》。卫生监督员将现场检查情况制作了《现场笔录》，拍摄了照片，在现场对梁某制作了《询问笔录》，并进一步查明：梁某自 2013 年 4 月至 2013 年 8 月 30 日未取得《医疗机构执业许可证》在上述地点开设口腔诊疗场所开展口腔科诊疗活动。某市卫生局组织合议，认定梁某的行为违反了《医疗机构管理条例》第二十四条规定，依据《医疗机构管理条例》第四十四条、《医疗机构管理条例实施细则》第七十七条第（二）、（三）项的规定，给予梁某以下行政处罚：①没收药械；②罚款人民币 8000 元整。在复议和行政诉讼期间，当事人既没有履行处罚，也没申请复议或提起诉讼，经催告后当事人依然没有履行处罚，某市卫生局在法定时间内向当地人民法院申请强制执行，当地人民法院委托当事人户口所在地的辖区人民法院予以强制执行，罚款 8000 元，加处罚款 8000 元，合并罚款 16000 元，随后辖区人民法院将该处罚款移交市财政罚没款账户，该案于 2014 年 9 月 19 日执行完毕并结案。

## 【案件评析】

本案证据确凿，违法事实清楚，虽然案情简单，但因当事人不配合调查处理，拒绝履行处罚，致使从 2013 年 8 月 30 日立案，到 2014 年 9 月 19 日才结案，历经 1 年零 20 天。本案最大的亮点在于在确认违法主体、文书送达、强制执行中得到了各部门的密切配合，使案件得以顺利办结，值得借鉴。

1. 以当事人相片通过公安配合确认违法主体。被处罚主体的身份确认是行政处罚的前提，但往往在打击无证行医中，因当事人不配合、不提供身份证明而确定不了违法主体，使违法行为难以查处。在此情况下该如何处理值得思考。本案在案发当天的调查取证中，当事人梁某还算配合，当天以身份证未带身上而未提供，但过后要求其提供身份证时当事

人拒绝提供，不再配合调查。为明确处罚主体的身份，办案监督员根据现场拍摄的当事人相片，开具协查函，到该市公安局户籍管理科调查当事人身份，得到了公安部门的配合，公安民警根据现场拍摄的当事人相片、其年龄及住址，经公安身份系统比对后，出具了当事人梁某的身份证号码、住址等相关证明，确保了被处罚主体的准确认定，也为后来法院的强制执行提供了保障。该案值得借鉴之处在于当事人不配合出示身份证或其他身份证明时，要详细询问其出生年月日或年龄及住址，并拍当事人正面照片，以便到公安部门调查时比对确认当事人身份。

2. 争取部门之间支持确保法律文书送达。行政处罚文书依法送达当事人是行政处罚的关键环节，是程序合法的要求。在当事人拒绝签收时该如何依法送达，是我们应注意的问题。本案监督员在送达《行政处罚事先告知书》、《行政处罚决定书》和《催告书》给当事人时，当事人梁某均拒绝签收。办案监督员在直接送达未果的情况下，及时与当地工商部门取得联系，得到了他们的支持和配合，先后三次派出工商执法人员陪同见证并签字确认，在梁某诊疗场所留置送达相关文书，并拍照录像。工商执法人员的三次见证并签字确认，使得送达合法有效，对案件的顺利办结起到了非常关键的作用。如果见证人不愿意在送达回执上签字或盖章，该留置送达是否有效呢？根据《最高人民法院关于适用〈中华人民共和国民事诉讼法〉若干问题的意见》82条的规定："受送达人拒绝接受诉讼文书，有关基层组织或者所在单位的代表及其他见证人不愿在送达回执上签字或盖章的，由送达人在送达回执上记明情况，把送达文书留在受送达人住所，即视为送达"，对民事诉讼文书以这种方式留置送达是合法有效的，但对行政处罚文书还是要将整个留置过程拍照录像佐证才有效。

3. 加强与法院沟通确保执行到位。履行难是行政处罚特别是无证行医的行政处罚最突出的问题。当事人无正当理由逾期不履行行政处罚决定时，我们可以采取哪些措施呢？根据《行政处罚法》第五十一条规定，当事人逾期不履行行政处罚决定的，作出行政处罚决定的行政机关可以采取每日按罚款数额的百分之三加处罚款；申请人民法院强制执行。本案当事人梁某在法定时间内未履行行政处罚决定，也未申请行政复议或提起行政诉讼，该市卫生局根据《行政强制法》第五十四条的规定，催告当事人履行处罚决定，但当事人仍拒绝履行，为此向该市的城区人民法院递交了《强制执行申请书》，申请法院强制执行：罚款 8000 元，加处罚款 8000 元。该市的城区人民法院受理后委托当事人户籍所在地的辖区人民法院代为执行，辖区人民法院依法向当地农村信用社申请冻结当事人账户，并强制转账 16000 元到辖区人民法院账户，随后该法院将该款转入市财政罚没款账户，该案于 2014 年 9 月 19 日执行完毕。本案除了罚款 8000 元外，还依据《行政处罚法》第五十一条第（一）项的规定"到期不缴纳罚款的，每日按罚款数额的百分之三加处罚款"，加处罚款 8000 元，合并罚款 16000 元。加处罚款作为执行罚，属于一种间接强制执行措施，不同于行政处罚中的罚款。在向法院申请强制执行时需要注意申请期限，根据《行政强制法》第五十三条的规定，向法院申请强制执行必须在期限届满之日起三个月内申请，逾期法院不再受理。

## 【思考建议】

1. 加强部门合作。行政处罚案件特别是无证行医案件的主体身份确认、处罚文书送达、履行处罚存在不少困难，如何解决这些困难，本案为我们提供了很好的借鉴经验。本案通过争取其他部门的配合、支持，较好解决了主体确认难、文书送达难、处罚履行难的问题。

与公安部门配合方面，我们建立了卫生计生、公安联合工作机制：一是建立了卫生计生与公安联合行动打击无证行医的机制，每年开展；二是建立了涉及非法行医罪时的移送渠道，明确了案件移送的接收与侦办部门；三是建立了协查违法当事人身份的渠道，明确公安部门及派出机构以全国身份系统协助调查当事人身份，在当事人现场不配合调查时出警协助执法。

与法院配合方面，我们主要是加强工作沟通、感情交流。因为需要法院强制执行的案件多且金额大，而我们的案件金额一般都很少，在他们看来执行的重要性就少了很多，此时的沟通、交流的技巧就显得尤为重要，特别是法院提出需要提供被执行人财产状况的证据和线索，而我们又提供不了时，日常的工作沟通、平常的感情建立就非常关键。因为没有提供被执行人财产的证据和线索，法院也是可以执行的，本案就没有提供被执行人财产的证据和线索，最终法院也执行了，这要看我们如何与法院的对接、交流。

2. 加强行政处罚后的跟踪落实。在实际执法中，我们还要注意案件处罚与案件整改措施的执行到位情况。当事人逾期后仅交罚款而不交加处罚款，如果我们就此结案有可能会造成渎职，这提示我们要注意审核当事人的履行情况，对于应追缴加处罚款的当事人，一定要注意催告其补交，直至强制执行。对违法行为的整改一定要跟踪复核，通过制作现场笔录、拍照等记录整改情况并放入案卷中，避免监督员被追究渎职责任。

本案的强制执行，有效震慑了违法当事人，同时我们在报纸等媒体及执法中作了进一步宣传，扩大了案件的影响力，让违法者知道了违法成本，不履行处罚的案件明显减少。

3. 行刑衔接工作是亮点。在打击非法行医工作中，本案例显示出的各部门配合与行刑衔接工作是非常漂亮的。但是，梁某个人是否具备医师执业资质，此［案情介绍］未明晰，导致该案件依据《医疗机构管理条例》第四十四条予以处罚还是依据《执业医师法》第三十九条予以处罚不好明确。建议明确此案情，然后重点讨论卫生执法人员在打击非法行医的实际执法活动中，结合现场执法情况、收集固定的证据情况等，尽量明确《医疗机构管理条例》第四十四条与《执业医师法》第三十九条的外延与内涵、联系与区别，然后在单独使用《医疗机构管理条例》第四十四条、单独使用《执业医师法》第三十九条、同时使用《医疗机构管理条例》第四十四条和《执业医师法》第三十九条上予以依法判断与取舍。

**供稿单位：**广西壮族自治区玉林市卫生监督所

**评析专家：**祖燕、蔡平

# 二十三、党某从事与买卖人体器官有关的活动案

## 【案情介绍】

2014年8月29日，A市卫生行政部门接某辖区警方通报，将对一起涉嫌非法买卖人体肾脏器官的涉案人员进行抓捕，要求卫生部门行政执法人员予以配合，并提供医疗保障。卫生行政部门根据警方的要求组织了卫生执法人员、医护人员及急救车辆，自2014年9月2日下午起24小时待命。2014年9月3日12时30分，警方开始抓捕行动，涉案执业医师党某、王某、张某，护士宰某、侯某以及其他涉案人员均被警方抓获，并送至某市看守所。抓捕现场有一名患者（受体）躺在手术台上，正在接受硬膜外麻醉，室内有麻醉机、无影灯等药品器械，桌上有一冷藏待用的肾；另一房间内一名男子（供体）躺在床上正在输液，一侧肾脏已被切除，刀口刚刚缝合完成。医护人员在警方协助下用救护车将二人拉至医院进行救治，卫生执法人员对现场进行录像取证，因处罚主体信息不明确未制作执法文书。

卫生执法人员于2014年9月15日与警方共同进入某市看守所对涉案的党某等五名医护人员分别就其从事与买卖人体器官有关的活动情况进行询问，并制作了《询问笔录》。经初步审查确认，党某从事与买卖人体器官有关的活动，属本机关管辖，按照规定的权限和程序办理案件受理手续，并制作《立案报告》，经科室负责人同意确定承办人员后对案件展开调查。

案件调查结束后，承办人就案情事实、对调查问题的性质认识，对当事人的责任分析以及处理意见等制作了《案件调查终结报告》。调查认定党某从事与买卖人体器官有关的活动，违反了《人体器官移植条例》第三条规定，依据《人体器官移植条例》第二十六条第一款的规定，提出处以吊销党某《医师执业证书》的行政处罚的建议。

经合议后，作为重大案件履行了重大案件行政机关负责人集体讨论程序。经行政机关负责人审批，2014年12月4日，向党某下达《行政处罚听证告知书》，并告知当事人享有申请听证的权利。

制作《行政处罚审批表》，经卫生行政机关负责人签署，2014年12月12日，向党某下达《行政处罚决定书》，当场宣告后交付当事人签收，并取得《送达回执》。其后，将该《行政处罚决定书》复印移交至党某《医师执业证书》发证部门A市中医管理局，A市中医管理局依据相关程序注销了党某的《医师执业证书》。

党某在规定的时间内既未申请行政复议也未提起行政诉讼，该案件结案。

另外，涉案的执业医师王某《医师执业证书》发证部门为 J 省卫生厅，张某《医师执业证书》发证部门为 M 县卫生局，宰某《护士执业证》发证部门为 T 市卫生局，侯某《护士执业证》发证部门某军区卫生部，均不属 A 市卫生局管辖，A 市卫生行政部门将以上四人相关证据、《案件移送书》通过 EMS 特快专递，分别移交至有管辖权的卫生行政部门，收到特快专递（EMS）邮件查询回单，确认对方签收。

鉴于 A 市公安机关已经对以上卫生技术人员刑事立案，A 市卫生行政部门暂未作出没收违法所得，并处交易额 8 倍以上 10 倍以下的罚款的行政处罚。

## 【案件评析】

1. 主体适格。本案相关人员违反了《人体器官移植条例》第三条"任何组织或者个人不得以任何形式买卖人体器官，不得从事与买卖人体器官有关的活动"的规定。根据《人体器官移植条例》第二十六条"违反本条例规定，买卖人体器官或者从事与买卖人体器官有关活动的，由设区的市级以上地方人民政府卫生主管部门依照职责分工没收违法所得，并处交易额 8 倍以上 10 倍以下的罚款；医务人员参与上述活动的，由原发证部门吊销其执业证书"的相关规定，A 市卫生局为设区的市级卫生行政机关，具有法定的执法资格。本案相关执法人员均已取得行政执法资格，并由两名以上执法人员进行执法，制作的执法文书均加盖卫生行政机关印章，未出现卫生监督机构的名称，执法主体合法有效。需要说明的是，在此案件办理过程中，A 市卫生局机构改革为 A 市卫生和计划生育委员会，因此，现场笔录、询问笔录等证据文书中出现"A 市卫生局"，行政处罚决定书中更改为"A 市卫生和计划生育委员会"。

2. 违法事实认定清楚。执业医师党某参与买卖人体器官有关的活动，在非法肾移植手术过程中从事麻醉工作，被警方现场抓获，本人对违法事实供认不讳，因此违法事实认定清楚。

3. 适用法律条款准确：党某从事与买卖人体器官有关的活动，按照《人体器官移植条例》第二十六条第一款"违反本条例规定，买卖人体器官或者从事与买卖人体器官有关活动的，由设区的市级以上地方人民政府卫生主管部门依照职责分工没收违法所得，并处交易额 8 倍以上 10 倍以下的罚款；医务人员参与上述活动的，由原发证部门吊销其执业证书"的规定，给予党某吊销《医师执业证书》的行政处罚，适用法律准确。

4. 证据完备。本案在调查过程中制作了党某等 5 名涉案卫生技术人员《询问笔录》，调取党某等 5 人的《医师执业证书》、《护士执业证书》、人员户籍信息等相关信息，证明违法行为主体。警方同时抓获非法器官移植组织者、中介人员、卫生技术人员、器官移植供体、受体。《询问笔录》紧扣主题，重点突出。《询问笔录》、《逮捕证》、《取保候审决定书》、现场照片等相关证据相互印证，形成完整证据链。

5. 程序合法。严格遵守《行政处罚法》、《卫生行政处罚程序》规定的办案程序，逐一履行受理、立案、案件调查、调查终结、合议、重大案件集体讨论、行政处罚听证告知、处罚决定审批、行政处罚决定下达、案件结案等法定程序，各个步骤前后顺序和时限严格把握，不存在程序上的漏洞。

## 【思考建议】

1. 卫生行政部门协调配合机制不健全。护士宰某执业证书发证机关为某军区卫生部，由于军地协调机制不够完善，地方无法调查军队医务人员执业信息，在对宰某相关执业情况进行调查、移交时存在很多障碍。有关地市的卫生行政部门对于移送的案件，回复很不及时，宰某、侯某的行政处罚情况至今未回复。

2. 行政执法和刑事司法协调机制不健全。该案涉嫌犯罪，按照"刑事优先"原则以及《关于加强行政执法与刑事司法衔接工作的意见》（中办发〔2011〕8号）"未作出行政处罚决定的，原则上应当在公安机关决定不予立案或者撤销案件、人民检察院作出不起诉决定、人民法院作出无罪判决或者免于刑事处罚后，再决定是否给予行政处罚"的规定，应当由司法机关进行处理，A市卫生行政部门对于党某只进行了资格罚，未进行财产罚。建议出台相关文件，对行政执法机关如何配合刑事司法作出明确规定，以更彻底地打击处理违法行为。

3. 缺乏必要的法规解释。《人体器官移植条例》第二十六条第一款"违反本条例规定，买卖人体器官或者从事与买卖人体器官有关活动的，由设区的市级以上地方人民政府卫生主管部门依照职责分工没收违法所得，并处交易额8倍以上10倍以下的罚款"的规定，未能明确何为交易额。根据我国人体器官移植工作的现状，需出台相应的细则进一步说明。

**供稿单位**：山东省济南市卫生局卫生监督所

**评析专家**：祖燕、蔡平

# 二十四、某门诊部利用医托等不正当竞争
## 方法招徕病人案

## 【案情介绍】

2013年5月9日，市民余女士向某市卫生局投诉，反映不久前被医托骗至某门诊部妇科就医，花费2000多元，后到某公立医院（以下简称A院）复查发现在该门诊部就医上当受骗了，要求查处。2013年5月14日某市卫生局卫生监督员赴该门诊部检查，管理者黄某、倪某在场，发现该门诊部三楼理疗室中一名李某患者正接受输液。经询问，该患者2013年5月11日在其他医院就诊时，被医托介绍至该门诊部妇科就诊，并在妇科李医生那接受诊治。在场另一名患者彭某，经询问，其2013年5月7日在A院妇科就诊，被医托介绍到该门诊部妇科就诊，也由李医生为其诊治。现场二楼妇科诊室中未见医生，见一件挂在椅背上的白大褂，一黑色挎包，内见李医生身份证等，一正充电的手机，桌上见该门诊部处方及治疗单，当日患者挂号单。很明显李医生已闻讯逃逸。在一楼药房查见患者李某医药费收据2701元，卫生监督员现场调取以上医药费收据，制作现场检查笔录，对在场患者李某、彭某制作询问笔录，对该门诊部开具《卫生监督意见书》要求其立即改正。因该门诊部总负责主任黄某、管理者之一倪某均未予承认该门诊部利用医托招徕病人，故认定该门诊部利用医托招徕病人证据不足，拟进一步调查。

2013年6月26日又接市民李先生投诉，称2013年6月24日早上9点左右陪女友到A院妇科就诊，在A院一楼10号挂号窗口处遭遇医托2人。经对李先生（患者男友）电话核实，该门诊部存在利用医托的不正当竞争方法招徕病人的行为基本属实。监督员立即联系A院，请求协助调取2013年6月24日一楼10号挂号窗口处的监控录像，A院反馈：由于10号挂号窗口离摄像头最远，医托的脸部无法看清，已安排保安关注，有情况立即通知。因始终未能抓住医托，确定医托与该门诊部存在利用或雇佣关系尚证据不足，仍待进一步调查取证。

2013年10月28日午，接A院来电，已当场控制两名医托，经初步讯问得知从该院拉病人至该门诊部妇科就医，要求前往调查，某市卫生局卫生监督员（含财务、电脑信息专业人员）分两组，赴A院及该门诊部，对该门诊部总管理者黄某、管理者之一蔡某，患者于某、两名医托邓某、左某，该门诊部妇科秦医生、导医刘某及收费员焦某制作询问笔录，其中患者于某、两名医托，导医刘某及收费员焦某均陈述该门诊部存在医托招徕病人的事

实。同时对 A 院院办蔡主任、保安麻某也陈述该门诊部存在医托招徕病人的事实。

经查，该门诊部是一家具有合法资质营利性质的综合性门诊部，法定代表人是郁某；目前存在问题：①2013 年 5 月 9 日起至 2013 年 10 月 28 日期间，涉及"医托"投诉 3 起。②患者反映收费虚高不规范，药物质量不能保证。③医疗文书不规范，私藏患者门诊病历和处方，病人无就医记录。④逃逸李医生资质未确定，涉嫌与医托串通谋取利益。

综上，尽管该门诊部管理者黄某、蔡某、倪某及妇科秦医生未承认，但两名医托，导医刘某、收费员焦某、3 名患者及电话联系的投诉人李先生，A 院院办蔡主任、保安麻某均陈述该门诊部存在医托招徕病人的事实。依据《某市医疗机构执业管理办法》第三十条的规定，同时参照《某省卫生系统规范卫生行政处罚自由裁量权指导意见（试行）》第九条，因该门诊部多次因医托被投诉，在市民患者中造成恶劣影响，拟对该门诊部按中档处 22000 元罚款。同时责令立即改正。2014 年 1 月 23 日该门诊部法定代表人郁某签署放弃听证及陈述申辩权力。最终于 2014 年 1 月 29 日向该门诊部下达了《行政处罚决定书》。2014 年 2 月 12 日该门诊部自觉完全履行了行政处罚。

## 【案件评析】

1. 亮点。能抓住有限的当地地方人民政府规章《某市医疗机构执业管理办法》这一法律武器，对利用医托等不正当竞争方法招徕病人的违法行为进行积极的干预和查处是本案的亮点。但医托行为的监管涉及多部门，仅依靠卫生行政部门和并不完善的卫生行政法律法规章进行查处监管是远远不够的。

2. 处罚主体认定方面。该门诊部作为多次被市民投诉对象，从投诉人、医托、导医、医生、收费员及 A 院工作人员的大量供述中均可以不争地反映出明显不是某个个人的行为，故认定该门诊部为处罚主体无可辩驳，完全成立，但对该门诊部的工作人员也均应当认定为不同的处罚主体，分案处罚。

3. 违法事实认定方面。首先要明确"利用"这个词的定义，新华字典中"利用"一词基本解释：①使事物或人发挥效能。②用手段使人或事物为自己服务。即只要使医托发挥效能，用医托的不正当竞争方法、手段使医托为其（可以是医疗机构、也可以是医疗机构的工作人员）服务（招徕病人），就认定为利用，本案中尽管该门诊部管理者黄某、蔡某、倪某，妇科秦医生未承认，但从其他人员大量旁证，该市卫生局依然认定该门诊部及其工作人员在从事医疗执业活动中，利用医托等不正当竞争方法招徕病人这桩违法事实成立。

## 【思考建议】

1. 该案中行政管理相对人，即被处罚主体《合伙企业营业执照》名称、法定代表人与《医疗机构执业许可证》机构名称不一致，另一些具体涉案人员的身份证明信息应采集确切，有别名、曾用名、昵称、手机通讯录保存俗名的，应通过询问笔录明确确认到人并记载，做到处罚案卷形式内容上严谨一致无疑义。

2. 证据方面。本案证据中应对该门诊部管理者之一倪某、有联系方式的投诉人李先生等、该门诊部在职在岗的其他工作人员、有针对性翻查医疗文书中记载的患者等增加询问对象，进一步巩固证据链。

3. 在卫生监督工作中可能遇到医师雇佣"医托"的行为，但目前法律、法规对该行为的责任承担主体没有明确的界定，对该行为的查处也缺乏直接依据。有不同的情形，可能是医疗机构法人或负责人利用或雇佣医托的机构行为，也可能是某医师雇佣"医托"的个体行为，两种不同行为责任承担主体的界定不同，还需从卫生行政部门的角度探讨对此类违法行为的查处依据。

4. 本案中涉及的虚高收费不规范，药物质量不能保证；医疗文书不规范，私藏患者门诊病例卡和处方，病人无就医记录等情况应一并予以核查，若存在违法事实，也应一并予以相应处罚。

5. 本案在办理中存在一些小瑕疵，如未下达监督意见书及时责令改正等，第一次现场检查既然已发现有李医生身份证，却未注意及时收集证据并对李医生的行医资格进行确认等，如果在细节方面再下点功夫，则案件质量将更加完善。

**供稿单位：**江苏省苏州市卫生监督所

**评析专家：**余少华、蓝小云

# 二十五、某医院不符合条件擅自从事精神障碍类
## 疾病诊断案

## 【案情介绍】

2014 年 6 月 5 日，某知名连锁化妆品公司书面举报：某医院不具备诊治"抑郁症"资质；内科医生徐某不具有出具"抑郁症"病情证明单的资质，该医院的行为给本公司员工假勤管理带来不便，要求核实并给予书面回复。联系人为该单位法律顾问朱某。这是一件比较棘手的投诉，且举报人的法律意识很强。卫生行政部门负责人非常慎重，指派卫生监督员对举报内容进行调查。

经调查询问该院主要负责人陈某、经治医生徐某，查阅处方及相关机构、人员资质材料等，查明的基本事实是：2014 年 5 月 21 日，某连锁化妆品公司员工杨某到该医院就诊，内科主治医师徐某书写了门诊病历，诊断其为"抑郁症"，并出具了患"抑郁症"的《病情证明单》；同时，徐某还为杨某开具了处方，该处方上临床诊断为"神经衰弱"，开具的药品有"血府通瘀、生脉胶囊"。该医院为一级甲等综合性医院，《医疗机构执业许可证》诊疗科目不含"精神科"，徐某为内科执业医师。

在调查过程中，该院及时与举报方进行沟通，征得了谅解。举报方向卫生行政部门出具了书面件撤诉申请函，患者杨某也未对此事提出异议。

卫生行政部门认为该院的行为违反了《中华人民共和国精神卫生法》第二十五条的规定，依据该法第七十三条规定，给予该院"警告、罚款人民币 5000 元"的行政处罚。

## 【案件评析】

本案是适用《精神卫生法》的典型案例，为精神卫生类案件如对如何认定精神病诊断等医疗行为提供了很好的思路。

1. 抑郁症是否是精神障碍类疾病的认定。在临床上"抑郁症"按照《ICD-10 精神与行为障碍分类》［"国际疾病分类（第 10 版）"的第五章］的分类划分为精神障碍中的心境障碍类疾病。《CCMD-3》即《中国精神障碍分类及诊断标准》中按病情的轻重和症状等特点部分参照了 ICD-10 的诊断标准，对抑郁症有进一步具体分类。

2. 违法行为的认定。在调查之前，执法人员初步考虑可能是医务人员出具了虚假证明文件。经调查当事医生徐某以及病历、病情证明等资料，在徐某的"情况说明"中也再次

确认了"听从了患者的抑郁症的自诉"、"没有想到此类疾病需在精神专科医院进行诊治"。即该院医生徐某存在为患者杨某诊断"抑郁症"的事实。而是否存在治疗行为？根据调查，徐某为杨某开具的处方诊断是"神经衰弱"，用药仅有"血府通瘀、生脉胶囊"，因此认定徐某为杨某治疗"抑郁症"的证据不足。

3. 法律适用的认定。该医院《医疗机构执业许可证》诊疗科目不含"精神科"，徐某也不是精神科执业医师。而国家对精神卫生管理特别出台的《中华人民共和国精神卫生法》已于 2013 年 5 月 1 日正式施行，按照高位阶法律优于行政法规原则，本案应当适用《精神卫生法》。

4. 违法所得的认定。杨某在某医院治疗所发生的医疗费用共计 145.98 元，其中包括一般诊疗费、药费、药袋费等，总额尽管不高，能否认定为违法所得？认定该院为杨某诊断"抑郁症"的行为证据确凿，而认定治疗"抑郁症"的行为证据不足，因为处方上临床诊断为"神经衰弱"，开具的药品"血府通瘀、生脉胶囊"也不是治疗抑郁症的专用药品，因此，药品费用不能认定为违法所得。而诊断费用包含在"一般诊疗费"中，"一般诊疗费"10 元包括"挂号费、诊查费、注射费（含静脉输液费，不含药品费、材料费）以及药事服务成本"，诊断费用无法从中确认，即该院存在违法所得，但违法所得难以认定。

5. 如何进行行政处罚。《精神卫生法》第七十三条规定"不符合本法规定条件的医疗机构擅自从事精神障碍诊断、治疗的，由县级以上人民政府卫生行政部门责令停止相关诊疗活动，给予警告，并处五千元以上一万元以下罚款，有违法所得的，没收违法所得；对直接负责的主管人员和其他直接责任人员依法给予或者责令给予降低岗位等级或者撤职、开除的处分；对有关医务人员，吊销其执业证书。"①该医院为民营医疗机构，对主管人员及其他直接责任人无法适用行政处分。②对医生徐某理论上应当按照《精神卫生法》、《执业医师法》的规定吊销其《医师执业证书》，就徐某在本案中的违法行为似乎过重。鉴于徐某本人已经认识到错误，并写了检讨书，参考全国人大网法律问答与释义"在行政处罚中如何运用和理解免予处罚、从轻和减轻处罚的规定"，对本案中医生徐某个人免予行政处罚。综上，最终决定对该院予以"警告、罚款 5000 元"的行政处罚。

**【思考建议】**

1. 回顾《精神卫生法》立法历程，从 1985 年启动该项立法工作到 2012 年终获通过，历时 27 年。《精神卫生法》出台亮点之一就是明确了非自愿医疗的概念、标准和程序等，规定精神障碍类疾病必须在合法医疗机构且有相应资质医务人员才能从事相关诊疗活动。不少媒体称之为"被精神病"的终结，将有效保护患者权益，防止患者"被精神病"。第七十三条有关规定似乎较为严苛。在各级各类医疗机构实际诊疗活动中，诊断类似"抑郁症"精神障碍的事例可能不在少数，这类没有主观故意的行为，如果全部依法对相关医务人员吊销其执业证书，可能也不是立法的初衷。

2. 为更好贯彻施行《精神卫生法》，应尽快出台配套实施办法或者细则，以对某些原则性规定进行必要的补充，完善法律法规，为卫生行政执法提供法律保证。同时，医疗机构要加强对医务人员精神卫生知识及相关法律法规培训，卫生行政部门要加大精神障碍预防、治疗和康复服务能力建设。

**供稿单位：**江苏省南通市如皋市卫生监督所

**评析专家：**余少华、蓝小云

# 二十六、某医疗美容诊所超出登记的诊疗科目范围
# 开展诊疗活动案

## 【案情介绍】

2014 年 1 月 11 日，某市卫生局卫生监督局接到举报，举报人反映某医疗美容诊所为患者实施声带变声手术。执法人员于 2014 年 1 月 14 日对该诊所监督检查发现，其《医疗机构执业许可证》核准的诊疗科目为：美容外科、美容皮肤科、美容医疗应用技术，诊所负责人为周某，医师王某于 2013 年 8 月、10 月分别为患者鲁某、刘某开展了喉结祛除手术，收费共计 8300 元。执法人员分别对周某、王某、鲁某进行了询问，提取了诊所的《医疗机构执业许可证》复印件、王某的医师资质复印件、手术登记本复印件和患者鲁某、刘某的手术协议及病历复印件等证据，对诊所下达了责令改正意见。经合议并重大案件集体讨论，认定当事人超出登记的诊疗科目范围开展喉结祛除术，违反了《医疗机构管理条例》第二十七条、《医疗美容服务管理办法》第十七条的规定；其违法所得 8300 元，按照某市裁量标准，属于特别严重情节；依据《医疗机构管理条例》第四十七条、《医疗机构管理条例实施细则》第八十条第二款第（一）项、《医疗美容服务管理办法》第三十条，决定给予当事人警告、罚款人民币 3000 元并吊销《医疗机构执业许可证》的行政处罚。当事人提出陈述申辩意见并要求听证。经陈述申辩复核和听证，认为当事人提出从轻或减轻处罚的理由和依据不合法，决定维持原处罚意见。当事人收到《行政处罚决定书》后，于 2014 年 5 月 16 日缴纳了罚款。该医疗美容诊所的《医疗机构执业许可证》于 2014 年 6 月 20 日被发证机关注销。行政处罚完全执行，当事人未提出行政复议和行政诉讼，本案结案。

## 【案件评析】

1. 关于超科目诊疗的认定。

（1）依据《医疗机构管理条例》的规定，国务院卫生行政部门有权对《条例》及《实施细则》做出解释。据此，原卫生部发布施行的《医疗美容服务管理办法》、《医疗美容项目分级管理目录》、《手术分级目录》及《医疗机构诊疗科目名录》等部门规章和规范性文件，是对《医疗机构管理条例》及《实施细则》相关条款的具体解释，合法有效，是规范医疗美容服务的法律依据。

（2）《医疗机构诊疗科目名录》中，外科、耳鼻咽喉科及医疗美容科为并列的一级科

目。其中外科包括普通外科、整形外科等专业；耳鼻咽喉科包括咽喉科等专业。《手术分级目录》中，外科手术中仅有烧伤和整形外科的易性术与喉结祛除术有关。而喉结祛除术并不限于易性癖人士，亦可用于对自身喉部外观不满的人。因此，不能将喉结祛除术归类于"易性术"，其不属于整形外科，亦不属于外科范畴。

《手术分级目录》中，耳鼻喉科手术包括喉部分切除术、喉发音重建及喉软骨切除术等。"喉结祛除术"的方法：切开皮肤、皮下及颈阔肌，钝性分离，充分暴露喉结、甲状软骨板，沿喉结正中线切开软骨膜，在骨膜下两侧钝性分离，根据喉结突出程度设计切除范围，使用尖刀切除喉结部分少量甲状软骨。本案中医师王某实施的"喉结祛除术"与此法基本相同，对喉部甲状软骨进行部分切除，可以认定为耳鼻喉科的咽喉科专业手术。

3.《医疗美容服务管理办法》第二条规定，医疗美容是指运用手术、药物、医疗器械以及其他具有创伤性或者侵入性的医学技术方法对人的容貌和人体各部位形态进行的修复与再塑。根据《医疗美容项目分级管理目录》，医疗美容科分为美容外科、美容牙科、美容皮肤科和美容中医科四个专业，其中美容外科的头面部手术不包括喉结祛除术及类似手术。该医疗美容诊所核准的诊疗科目为美容外科、美容皮肤科及美容医疗应用技术，故其开展喉结祛除术超出了诊疗科目范围。

2. 关于违法所得金额的确定。根据《医疗机构管理条例实施细则》，对于超科目开展诊疗活动的违法行为的处罚，因收入金额的不同而量罚不同，故需对违法所得予以确认。本案中，当事人未开具收款收据或发票，收费金额是写在手术协议中，由医患双方签字确认。执法人员分别对诊所负责人、手术实施人及举报者进行了询问调查，上述人员均认可了未开具收据发票的事实，对收取的费用口径一致。因此，即使未查见收据、发票，根据询问笔录和提取的手术协议书等证据，亦可确定违法所得金额为8300元。

3. 关于是否应吊销《医疗机构执业许可证》。

（1）《医疗机构管理条例》第四十七条规定，违反本条例第二十七条规定，诊疗活动超出登记范围的，由县级以上人民政府卫生行政部门予以警告、责令其改正，并可以根据情节处以3000元以下的罚款；情节严重的，吊销其《医疗机构执业许可证》。《医疗机构管理条例实施细则》第八十条规定，除急诊和急救外，医疗机构诊疗活动超出登记的诊疗科目范围，情节轻微的，处以警告；有下列情形之一的，处以三千元罚款，并吊销《医疗机构执业许可证》：（一）超出登记的诊疗科目范围的诊疗活动累计收入在三千元以上；（二）给患者造成伤害；（三）省、自治区、直辖市卫生行政部门规定的其他情形。在本案中，当事人超出登记的诊疗科目范围的诊疗活动累计收入在3000元以上，符合吊销《医疗机构执业许可证》的情形。

（2）《卫生部关于实施吊销〈医疗机构执业许可证〉有关问题的批复》中注明：对医疗机构诊疗活动超出登记范围或者使用非卫生技术人员从事医疗卫生技术工作情节严重的，卫生行政部门可以根据实际情况吊销医疗机构相关诊疗科目的执业许可。本案中，《医疗机构执业许可证》上本身未核准登记该诊疗科目，无法做出"吊销医疗机构相关诊疗科目"的行政行为。吊销目前核准的美容外科、美容皮肤科、美容医疗应用技术科目之一均缺乏合理合法的依据。而且，该批复并未对"情节严重"的情形进行说明。就本案而言，当事人超科目开展诊疗活动累计收入超过 3000 元，依据《医疗机构管理条例实施细则》的规定属于严重情节。若不吊销《医疗机构执业许可证》，有悖于法律的规定。

在实际执法中发现，关于超出核准登记的诊疗科目的违法行为包括多种情形，例如医疗机构诊断科目在核准范围内却超范围开展治疗科目的，或超范围开展诊断科目但治疗科目在核准范围内的，或同时超范围诊断并治疗的，或超范围进行检查检验项目的等多种情形，吊销诊疗科目的处罚或许可以适用于前两种情形。

4. 当事人在陈述申辩和听证中提出按照法律规定应先责令整改给予警告的行政处罚，不应罚款、吊销《医疗机构执业许可证》。要求执法人员从轻或减轻行政处罚。依据《医疗机构管理条例》第四十七条和《医疗机构管理条例实施细则》第八十条规定，责令改正，给予警告的行政处罚适用于情节轻微的情形。本案中，当事人超出登记的诊疗科目范围的诊疗活动累计收入在 3000 元以上，属于应"警告、处以 3000 元罚款，并吊销《医疗机构执业许可证》"的情节。适用法律法规正确。

5. 本案自 2014 年 1 月 14 起立案，在案件运转过程中，某市卫生局与计划生育部门合并，4 月底原印章及过渡章废止，5 月份启用"某市卫生和计划生育委员会"印章，各大媒体进行了报道。因此，在本案中，案卷前后执法单位名称及使用的印章不同。

## 【思考建议】

1.《医疗机构管理条例》及其《实施细则》已施行了 20 余年，已滞后于社会和经济的发展。当前，医疗机构超范围执业违法所得达几万甚至几十万的屡见不鲜。因为设定罚款的金额过低，"刚性"太弱，且无没收违法所得的处罚，该条例已明显不适用于当前的社会经济状况，影响和制约着卫生行政执法工作的开展。一次超过 3000 元的诊疗活动就会直接导致一家医疗机构被吊销执业许可证，这与立法的本意也不相吻合。建议卫生立法机构根据当前形势，尽快修订或出台新的医疗机构管理的法律法规，完善相应的立法解释，真正实现公平执法。

2. 医疗美容手术与整形外科手术及其他外科手术关系边界不清。随着时代发展，医疗美容项目不断更新，种类繁多，名称混杂，医疗美容医师和患者有时不能明确界定医疗美容的范畴，容易将美容外科手术混淆于其他外科手术，部分医疗美容机构在未登记相关诊疗科目的情况下超范围开展诊疗活动。原卫生部发布的《医疗美容项目分级管理目录》列明其项目，但具体医疗美容机构和其他机构可以开展哪些项目，以及如何与其他外科手术加以区分，还需进一步确定。

3. 医疗机构诊疗科目命名不一致。原卫生部发布的《医疗机构诊疗科目名录》使用说明中有以下内容：医疗机构实际设置的临床专业科室名称不受本《名录》限制，可使用习惯名称和跨学科科室名称，如"围产医学科"、"五官科"等。目前，一些医疗机构尤其是民营医疗机构在科室及科目命名上过于随意，出现"糖尿病科"、"男科"、"碎石科"、"整形美容科"等科目，与《医疗机构诊疗科目名录》不相符，但又与一级或二级科目有一定关系，甚至跨越两个或多个科目。不仅导致医疗机构的工作人员及患者对科目理解不清，也令执法人员在实际执法过程中对"超出核准登记的诊疗科目范围"难以认定。

4. 边缘科目超范围缺乏界定机制。医学学科的相互融合使边缘技术被广泛运用，给许多患者带来了治愈的希望，可是由于边缘学科定位的模糊，很多医疗机构在利益驱动下或者在无意识中触犯了法律法规。因此，建议以强制性界定边缘技术的准入条件，进一步明晰边缘学科的分界点，使医疗机构的操作更规范，管理更合理。另一方面，建立柔性标准或评判方法，对边缘新技术、新方法实施归口管理，为今后卫生行政执法提供更有力的参考依据。

**供稿单位：**山东省青岛市卫生局卫生监督局

**评析专家：**祖燕、蔡平

# 二十七、熊某非医师行医案

## 【案情介绍】

2014年5月19日某市卫生局执法人员对某市某高档商务楼进行现场检查发现：①被检查地点内有一名医生（熊某、女），一名顾客沈某（女）正躺在美容床上等待美容，边上放置有不锈钢操作台，操作台上放置有打开的手术包1个、打开的利多卡因1瓶。②现场发现药品、医疗器械若干和POS机签约单（商户名：某化妆品商店）76张。③垃圾桶内有使用过的一次性注射器、带血的纱布等医疗废物。④现场行医人熊某未能提供《医师执业证书》及《医疗机构执业许可证》。执法人员依法对上述药品、医疗器械作为证据先行登记保存，并提取76张POS机签约单备查。当日，对熊某涉嫌非医师行医的行为予以立案调查。

经查：熊某未取得《医师资格证书》和《医师执业证书》自2013年9月26日至2014年4月30日在某市某高档商务楼1608室，2014年5月1日至2014年5月19日在该高档商务楼703室，擅自为76名顾客开展脱毛、隆鼻、割双眼皮等医疗美容活动，违法所得385560.00元整。2014年6月13日本案调查终结。2014年6月23日，市卫生局负责人集体讨论，认定熊某未取得《医师资格证书》和《医师执业证书》开展医疗美容活动的行为，违反了《中华人民共和国执业医师法》第十四条第二款的规定，依据《中华人民共和国执业医师法》第三十九条的规定。按照《某省卫生系统行政处罚自由裁量实施细则》规定的裁量标准，决定对熊某作出以下行政处罚：①没收：药品、医疗器械若干；②没收违法所得385560.00元整；③罚款人民币100000.00元整。2014年6月26日，市卫生局向熊某送达《行政处罚事先告知书》，熊某放弃陈述、申辩和听证。2014年7月3日，市卫生局下达了《行政处罚决定书》，同日，熊某履行处罚决定，本案结案。

## 【案件评析】

1. 事前部署周密、部门配合联动紧密。本案最先投诉举报至举报专线"96150"，由"96150"交办给某市食品药品监督管理局。该局在发现涉嫌无证行医线索后，及时将线索告知我局。我局及时成立专案组，周密部署，并通过"线人"的协助配合，现场查获熊某的非法行医行为。而公安部门在我们办案过程中遇到瓶颈时，及时介入，对嫌疑人熊某施加强大的压力，使案件得到突破，并顺利结案。

2. 现场取证全面规范，文书制作准确，证据材料条理清晰，后续调查细致周全。执法人员在现场检查时就对现场情况进行了拍照，固定资料，依法制作现场笔录、《卫生监督意见书》、《证据先行登记保存处理决定书》等执法文书。在后续调查阶段，对 76 张 POS 签约单进行了整理列表，并核实 POS 签约单上的商户名。对当事人熊某，现场顾客沈某，POS 签约单顾客谢某共 3 人进行了调查，并制作询问笔录，从而固定了熊某非法开展医疗美容的行为和违法所得。

3. 违法所得认定存在瑕疵。本案现场查见的 76 张 POS 签约单，涉及 76 名医疗美容顾客。由于经过多年打非活动，熊某警觉性非常高，不肯提供医疗美容顾客登记信息，加上卫生行政部门能采取的措施有限，仅找到其中 1 名顾客（谢某），其余 75 名顾客无法进行调查核实。在公安部门的配合下，办案人员通过努力，当事人最终承认对 76 名顾客开展了医疗美容活动，76 张 POS 签约单上的转账金额即为医疗美容费用，因此违法所得的认定存在一定的瑕疵。

## 【思考建议】

1. 本案非法开展医疗美容的场所设在高档商务楼，场所隐蔽，难以发现，成功查获得益于"线人"的有效协助，建议积极发现并培养打击非法行医活动的"线人"，充分发挥"线人"的作用，挖掘非法行医大要案线索，并按查获案件的案值大小和社会影响给予"线人"重奖。

2. 本案违法所得 385560.00 元，数额巨大，能否作为涉嫌刑事责任的案件移送司法机关追究熊某刑事责任？公安部门认为，熊某的行为是否属于严重扰乱医疗市场秩序的非法经营行为难以界定，所以本案没有移送公安部门处理。

3. 关于涉嫌犯罪的认定问题。

（1）涉嫌非法行医罪的认定问题。非法行医罪是情节罪，只要行为人的行为属于"情节严重"，就构成犯罪。关于本案"情节严重"的认定问题，《最高人民法院关于审理非法行医刑事案件具体应用法律若干问题的解释》第二条：具有下列情形之一的，应认定为刑法第三百三十六条第一款规定的"情节严重"：1. 造成就诊人轻度残疾、器官组织损伤导致一般功能障碍的；2. 造成甲类传染病传播、流行或者有传播、流行危险的；3. 使用假药、劣药或不符合国家规定标准的卫生材料、医疗器械，足以严重危害人体健康的；4. 非法行医被卫生行政部门行政处罚两次以后，再次非法行医的；5. 其他情节严重的情形。

《解释》中的"5. 其他情节严重的情形"，是一个兜底条款，笔者认为本案虽不符合《解释》对非法行医"情节严重"认定标准的具体四种情况，但违法所得数额巨大，笔者认为可属"情节严重"，符合《解释》中的"5. 其他情节严重的情形"。

该《解释》对非法行医"情节严重"的认定标准，只包括对患者身体健康的损害，并不全面。而现实中有的非法行医虽不会影响患者的健康，但可能造成患者经济上的损失。

建议进一步完善非法行医罪的认定标准，将造成患者较大经济损失或违法所得达到一定数额的，认定为非法行医的"其他情节严重的情形"。

（2）涉嫌非法经营罪的认定。根据刑法第 225 条规定，"非法经营罪"违反国家规定，有下列非法经营行为之一，扰乱市场秩序，情节严重的，处五年以下有期徒刑或者拘役，并处或者单处违法所得一倍以上五倍以下罚金；情节特别严重的，处五年以上有期徒刑，并处违法所得一倍以上五倍以下罚金或者没收财产：（一）未经许可经营法律、行政法规规定的专营、专卖物品或者其他限制买卖的物品的；（二）买卖进出口许可证、进出口原产地证明以及其他法律、行政法规规定的经营许可证或者批准文件的；（三）未经国家有关主管部门批准，非法经营证券、期货或者保险业务的；（四）其他严重扰乱市场秩序的非法经营行为。"

上述条款的第（四）项"其他严重扰乱市场秩序的非法经营行为"，同样也是一个兜底条款，笔者认为这里所说的非法经营活动行为要具备以下几个条件：①这种行为发生在经营活动中；②这种行为违反法律、法规规定；③这种行为具有社会危害性，严重扰乱市场经济秩序。笔者认为本案当事人非法从事医疗美容活动的行为属于第四项"其他严重扰乱市场秩序的非法经营行为"。参照最高人民检察院、公安部《关于经济犯罪案件追诉标准的规定》之"七十、非法经营案（刑法第 225 条）"规定，"从事其他非法经营活动，涉嫌下列情形之一的，应予追诉：1. 个人非法经营数额在五万元以上，或者违法所得数额在一万元以上的；2. 单位非法经营数额在五十万元以上，或者违法所得数额在十万元以上的"的解释，本案可以"涉嫌非法经营罪"移送司法机关。建议国家立法机关将从事非法行医活动违法所得数额达到上述标准的，列入刑法第 225 条"其他严重扰乱市场秩序的非法经营行为"。

**供稿单位：**浙江省义乌市卫生监督所
**评析专家：**祖燕、蔡平

# 二十八、王某非医师行医案

## 【案情介绍】

2013 年 5 月 8 日上午，某县卫生监督所接到群众举报：某县某药房聘请坐堂医开展诊疗活动，并附举报信件一封、视频光盘一个。接到举报后，某县卫生监督所高度重视，立即成立专案调查小组，负责调查处理这起举报案件。

通过对视频光盘进行反复观看研究，调查小组最终决定以该光盘内容为线索，对光盘里出现的人物、地点、事件逐一进行调查落实，力争还原举报事件现场。

在此之前，某县卫生监督所大多进行现场案件调查，从未做过此类"追溯性"行政案件调查。对此，单位领导高度重视本案，成立专门的调查小组负责此案的调查。

调查小组对该药店的董事长隋某某、聘用的大夫王某某和药店的营业员林某某三人先后进行了五次调查，得到询问笔录五份。他们三人均承认举报视频中发生的事件本身客观真实存在，时间为 2012 年 11 月 8 日，地点就在某药房内，由此认定举报视频光盘可以作为证据采用。

通过调查我们得出结论：某县某药房无《医疗机构执业许可证》聘用非专业人员开展诊疗活动；聘用的坐堂医王某某无《医师执业证书》从事诊疗活动。

鉴于违法主体不同及违反的法律、法规不同，某县卫生局决定对两个违法主体分别进行处理。作出两份处罚决定：①某县某药房未取得《医疗机构执业许可证》擅自雇用非专业技术人员开展诊疗活动，违反了《医疗机构管理条例》第二十四条之规定，依照《医疗机构管理条例》第四十四条、《医疗机构管理条例实施细则》第七十七条第二项，给予某县某药房立即停止医疗执业活动、罚款人民币 8000 元整的行政处罚。②坐堂医王某某未取得《医师执业证书》从事诊疗活动，属非医师行医，违反了《中华人民共和国执业医师法》第十四条第二款规定，依照《中华人民共和国执业医师法》第三十九条，予以取缔并罚款人民币 10000 元整。

行政处罚决定书下达后，某县某药房和王某某不服某县卫生局某卫医罚字 2013 第 019号、某卫医罚字 2013 第 020 号行政处罚书的处罚结果，于 2013 年 9 月 12 日向某市卫生局提起行政复议。2013 年 11 月 4 日某市卫生局作出行政复议决定，维持某县卫生局作出的行政处罚。

2013 年 11 月某县某药房和王某某不服行政复议向某县人民法院提起行政诉讼。某县人民法院于 2013 年 12 月 6 日进行了公开开庭审理，审理后下达了行政判决书，维持某县卫生局给予的行政处罚。

2014 年 1 月 6 日，某县某药房和王某某不服某县法院的一审判决上诉到某市中级人民法院。某市中级人民法院于 2014 年 3 月 5 日和 2014 年 3 月 17 日分别公开开庭审理了这两个案件。2014 年 3 月 14 日、4 月 11 日，某市中级人民法院分别作出终审判决：驳回上诉，维持一审判决。2014 年 5 月 6 日某县某药房自觉履行了行政处罚。

2014 年 8 月某县某药房和王某某不服该判决，向某市中级人民法院提出申诉。2014 年 9 月 2 日、2014 年 9 月 3 日某市中级人民法院下达驳回申诉通知书，驳回了某县某药房和王某某的申诉。

判决下达后，王某某不履行行政处罚。2014 年 10 月 23 日某县卫生局向某县人民法院申请了强制执行，某县人民法院经过调查，王某某及妻子身患疾病，家庭生活十分困难，于 2014 年 11 月 3 日终结了本案的本次执行。至此本案宣告终结。

**【案件评析】**

本案经受住了行政复议、行政诉讼二审及申诉的考验。在视听资料证据的证明力、违法事实认定的证据链形成等方面，对卫生计生行政处罚案件的调查取证很有借鉴意义。

1. 光盘作为证据的合法性认定：这是本案的关键。本案以举报光盘为线索并将询问笔录作为佐证进行追溯性调查取证。对方当事人对光盘提出异议，认为该光盘制作不合法，来源是其他人闫某某通过引诱、欺骗等其他方法和手段获取的，如果某县卫生局以此作为处罚证据，就是钓鱼执法。最终法院认定，该光盘虽然是他人以个人名义录制，但其取得未侵害他人合法权益和未违反法律禁止性规定，该证据具有合法性，且对方当事人未提供该证据取得受外来影响的证据佐证，结合询问笔录，该证据也具有真实性、关联性，可以作为作出行政处罚的依据。

2. 王某某从事医疗活动的认定：对方当事人提出异议，认为王某某系该药房顾问，不是聘用的工作人员，号脉、开处方说明王某某是某县有影响力的医生，不能认定王某某在进行医疗活动。但是经过某县卫生监督结构周密调查，从光盘中记录的事实以及对隋某某、王某某、林某某的询问笔录，均相互证明王某某从事医疗活动事实清楚，证据确凿。法院认为，隋某某、王某某、林某某的询问笔录系某县卫生局依法取得，具有合法性、真实性、关联性，结合光盘所证明的事实，最终认定王某某从事医疗活动的事实成立。

3. 王某某与该药房的关系认定：该药房认为，王某某系该药房顾问，不是聘用的工作人员，与该药房没有直接法律上的关系。在调查中，虽然没有取得王某某被该药房聘任的直接证据，但是，隋某某、王某某、林某某的询问笔录中均供述，王某某在该药房已经工作数年，而且每到年节都会得到该药房 10000 多元的实物及礼金，因此，王某某与该药房的雇佣关系成立。

**【思考建议】**

1. 从本次案件的调查处理始末可以看出，在办理行政处罚案件中唯有在认定事实清楚、证据充分、适用法律正确、处罚程序合法的情况下方能经受住行政复议及行政诉讼的考验。

2. 通过本案我们也应该清楚地看到，证据合法性认定的重要性。在调查取证过程中我们应当注意影像资料、询问笔录等证据的真实性、关联性，使彼此之间形成一个完整的证据链。

**供稿单位：**辽宁省大连市庄河市卫生监督所

**评析专家：**余少华、蓝小云

# 二十九、某口腔门诊部诊疗活动超出登记范围案

## 【案情介绍】

2014 年 6 月 12 日，某市卫生计生行政机关接社会举报：A 口腔门诊部超范围开展口腔种植项目，并在网上大肆宣传口腔种植促销活动，宣传内容与实际情况严重不符。以此为线索，某市卫生计生行政机关应用某市互联网医疗保健信息服务监测系统对该网址进行了违规宣传词汇检索和持续监测，发现 A 口腔门诊部在互联网上发布"沪上权威齿科专家"、"成就全球卓越口腔美容领跑者"、"种植牙"等内容的虚假医疗保健信息。2014 年 6 月 25 日卫生监督员对 A 口腔门诊部开展了现场监督检查，在该门诊部前台查见载有种植牙优惠等信息的"暑期优惠活动详情"等资料。在现场工作人员否认的情况下，卫生监督员经过仔细检查，发现了隐匿于该门诊部贵宾诊室内的《种植体出入库存记录》、《口腔牙种植知情通知书》等书证资料。经进一步调查确认，A 口腔门诊部自 2013 年 1 月 22 日至 2014 年 6 月 23 日期间，未经医疗技术登记为 108 名患者实施了口腔种植诊疗技术，共计收费人民币 1052080 元。

A 口腔门诊部的上述行为违反了《互联网医疗保健信息服务管理办法》第十二条第一款。依据《互联网医疗保健信息服务管理办法》第二十四条第（四）项的规定，某市卫生计生行政机关对 A 口腔门诊部提供不真实不准确的互联网医疗保健信息服务的行为处以罚款人民币 10000 元的行政处罚；依据《医疗机构管理条例》第四十七条的规定，对 A 口腔门诊部擅自开展口腔种植诊疗技术临床应用的行为，某市卫生计生行政机关责令其停止违法违规行为，作出吊销其《医疗机构执业许可证》口腔颌面外科专业的行政处罚决定。此外，根据《医疗机构不良执业行为积分管理规定》给予该口腔门诊部不良执业行为记分，并将其违法行为查处情况抄告口腔种植诊疗技术的技术审核单位某市口腔医学会，对涉案医务人员下发《卫生监督意见书》。A 口腔门诊部在规定时间内未申请行政复议，亦未提起行政诉讼，并自觉履行了相关处罚决定，本案结案。

## 【案件评析】

本案是卫生计生行政部门查处违规从事互联网医疗保健信息服务行为的典型案例，调查全面、证据确凿、裁量适当，而且后续行政处理完整，值得借鉴：

1. 行政处罚自由裁量权的合理运用。《互联网医疗保健信息服务管理办法》第二十四

条规定了互联网医疗保健信息服务的违法情形、处罚主体及行政处罚裁量等内容。本案例涉及第（四）项之规定"提供不科学、不准确医疗保健信息服务，并造成不良社会影响"的情形。"造成不良社会影响"作为行政处罚裁量的依据内容之一，相关法律法规条款中没有明确定量、定性的标准，适用中往往具有一定主观性，监督员必须全面综合考虑，合理使用裁量权，既不能裁量过轻纵容违法，也不能裁量过重损害相对人权益。本案办理中，考虑A口腔门诊部互联网医疗保健信息服务中出现冒充知名医院医务人员、使用绝对化医疗广告用语、宣传未经审核同意开展的医疗技术等内容并引发投诉举报等情节，认定其造成了不良社会影响，对其处以10000元的上限罚款。

2. 吊销诊疗科目的确定。根据《医疗技术临床应用管理办法》的规定，医疗机构开展第二类或第三类医疗技术临床应用的，需通过临床应用能力技术审核，经卫生计生行政部门审定，办理诊疗科目下的医疗技术登记后方可在临床应用相应的医疗技术。本案中，A口腔门诊部在尚未通过审核和登记的情况下，擅自在临床开展某市列为第二类技术的"口腔种植诊疗技术"，将这一违法行为认定为超出何诊疗科目的登记范围，吊销哪个诊疗科目才能体现过罚相当、最大程度发挥惩戒作用，亦为本案的难点。对于"口腔种植诊疗技术"，某市卫生计生行政部门并未明确规定其对应的诊疗科目，实际工作中，根据技术审核意见一般其核准登记在一级科目口腔科或口腔颌面外科、修复和正畸专业等二级科目的情况都有。本案办理中考虑涉案医疗机构为口腔专科门诊部，主要在口腔颌面外科专业下开展口腔种植技术，因此作出了吊销《医疗机构执业许可证》口腔颌面外科专业的行政处罚决定，亦为办理此类案件提供了有益的借鉴和参考。案件亦提示卫生计生行政部门在确定相关医疗技术目录时，对技术项目对应的诊疗科目予以明确，不仅能指导有关行政处罚案件的准确办理，更可以起到规范医疗技术临床应用，保证医疗质量和安全的作用。

【思考建议】

1. 加强互联网医疗保健信息的规范化管理。信息技术飞速发展，互联网成为广大普通百姓获取医疗保健服务信息的主要渠道之一。互联网医疗保健信息服务在方便病人的同时，由于其传播快、受众广，兼具开放性、低成本的特点，为部分医疗机构自我推销、招揽病患、增加收益提供了便利。而部分医疗机构利用普通患者对医疗专业知识的缺乏和病急乱投医的急切心理，通过互联网发布不实医疗信息和虚假广告误导患者，不仅坑害了患者，也扰乱了正常的医疗秩序，损害了医疗卫生行业的整体形象。近年来，对此类违法行为的投诉举报数量占比不断上升，新闻媒体负面曝光事件时有发生，突显了卫生计生行政部门加强对违法违规从事互联网医疗保健信息服务的监管和打击力度的重要性。

2. 申请开设被吊销诊疗科目无时限要求影响行政处罚惩戒效果。现有相关法律法规对于医疗机构被吊销诊疗科目后，可以再次申请设置被吊销诊疗科目的时限没有明确规定，导致部分医疗机构被吊销诊疗科目后，在短时间内即向卫生计生行政部门提出增加该诊疗科目的申请，严重影响了行政执法的严肃性和权威性。建议国家卫生计生行政机关参照《中华人民共和国执业医师法》中"受吊销医师执业证书行政处罚的，自处罚决定之日起至申请注册之日止不满二年的不予注册"的规定，明确被吊销诊疗科目的医疗机构在一定年限内不得申请设置与被吊销诊疗科目相同或类同的诊疗科目。对这一时限加以明确规定，将有效提高吊销诊疗科目处罚的惩戒效果，增加对医疗机构擅自扩大诊疗科目违法行为的震慑力度。

3. 本案最初源于查处一起违法发布医疗保健信息的案件，但在案件查处过程中同时发现了医疗机构诊疗活动超出登记范围的违法行为，因而对两种违法行为进行了处理。本案的案件情况有一定的代表性，说明在当前的卫生计生监督形势下，许多卫生计生违法行为不是单一存在的，许多违法行为都具有关联性，就如本案，该门诊部违法发布关于口腔诊疗的医疗保健信息就与后面的超登记范围开展诊疗活动是息息相关的。充分利用互联网医疗服务信息监测，结合现场深入调查，依法严惩医疗机构违法行为的监管模式，具有较强的参考意义和借鉴价值。

**供稿单位：**上海市卫生和计划生育委员会监督所

**评析专家：**余少华、蓝小云

# 三十、华某等未经批准擅自开办医疗机构
# 行医系列案件

## 【案情介绍】

2014 年 3 月，有群众举报"本市居民华某在某某路某小区擅自开办医疗机构为顾客提供医疗美容服务"，某市卫生计生行政机关接报后即安排卫生计生监督机动执法队成员组成专案组，予以排摸调查。专案组与举报人取得联系，对其举报反映的情况进行核实，举报人称：2014 年初其女儿通过微信、微博与华某取得联系，并于 2014 年 2 月到某某路某小区，由黄某某医师为她做隆鼻整形手术。同时某市卫生计生行政机关与公安机关取得联系，查询相关案件信息，并与之联系开展执法合作事宜；对华某相关网上信息（微博、微信）进行关注，与之建立微信联系通道，了解掌握相关就诊流程、收费付款等信息，并固定案件证据；拟定专项行动方案，对相关涉案的场所进行暗访和调查。

2014 年 5 月 10 日，某市卫生计生行政机关联合辖区公安部门，并在相关技术单位配合下，对某某路某小区的涉案场所进行突击检查。现场查见行医人曹某及相关顾客，以及相关药械和使用过的注射器、刀片等医疗废物。经查，该涉案场所系华某与曹某于 2013 年 12 月起共同租赁，并联合黄某某、曹某及张某等人在该场所开展医疗美容服务，该场所未取得《医疗机构执业许可证》。黄某某系某小区擅自开办医疗机构案的关键人物，其作为从业多年的执业医生不但自己不遵守法律法规，且介绍张某和曹某参与违法执业。黄某某自 2014 年 1 月起在该场所为姚某某等 59 位顾客开展隆鼻（假体植入）、内眦开大术等医疗美容项目，并收取相关费用。曹某系执业助理医师，自 2014 年 1 月起，在该场所为马某等 294 人次开展微针治疗等医疗美容项目，并收取相关费用。张某未取得执业医师或执业助理医师资格，自 2014 年 1 月起为徐某等 11 位顾客开展注射肉毒素、玻尿酸等医疗美容项目，并收取相关费用。

经调查，本案涉案医师黄某某自 2014 年 1 月起，为 59 人在某某路某小区等场所，开展医疗美容服务，无证行医时间虽不长，但涉及人数较多，违法情节严重，其在实施违法行为的过程中，造成一名患者术后感染，引起纠纷。本案在调查过程中，黄某某依法提出了听证的申请，听证机关认定本案事实清楚，证据确凿，程序合法，适用法律正确，维持拟作出的处罚决定。最终，某市卫生计生行政机关认定黄某某未经批准擅自开办医疗机构行医事实成立，依据《中华人民共和国执业医师法》第三十九条的规定，对其作出没收违

法所得 94400 元，罚款人民币 100000 元，同时吊销《医师执业证书》的行政处罚决定。涉案人曹某在调查过程中积极配合卫生计生行政机关，依据《中华人民共和国执业医师法》第三十九条的规定，没收违法所得 103315 元整，罚款人民币 30000 元整，没收相应医疗器械及药品。涉案人张某在调查过程中积极配合卫生计生行政机关，依据《中华人民共和国执业医师法》第三十九条的规定，没收违法所得 76450 元，罚款人民币 30000 元，没收相应医疗器械及药品。涉案人华某在调查过程中积极配合卫生计生行政机关，依据《中华人民共和国执业医师法》第三十九条的规定，没收违法所得 158825 元，罚款人民币 50000元。当事人均自觉履行了处罚，本系列案件终结。

**【案件评析】**

本系列案件是利用微博、微信等新媒体招徕顾客的团伙非法行医案件，该案件违法情形新颖，案件调查难度较大，取证较为困难，但执法人员通过缜密的布置，全面的调查，相关技术手段的合理运用，并借鉴多部门的联动执法，最终成功的查获了违法行为，并根据各自违法情形做出了合理准确的处罚裁量。本案在调查和处理过程中有以下值得参考和借鉴的方面。

1. 案件调查周密细致，证据链完整。接到投诉举报后，某市卫生计生行政机关办案人员即对当事人擅自开展非法行医的场所进行外围的排查和暗访，摸清了当事人开展非法行医的活动规律及行医场所的周边环境。通过关注华某相关网上信息，并与之建立微信联系通道，为了解掌握华某等人相关就诊流程、收费付款等信息提供了有效渠道。行动当日，办案人员对监督检查全程进行了摄像；对现场正在进行美容注射的病人、当事人、物业人员等相关人员进行询问；对现场查见的医疗器械及药品依法进行了证据保存；对当事人手机中微信、微博内容通过专业技术机构进行了固定。办案人员对当事人相关资料中涉及的顾客信息进行比对，对当事人提及的已实施医疗美容但未支付费用的顾客逐一调查确认，最终确定了违法事实和涉案金额。本案从发现当事人擅自开展非法行医的违法线索，到现场进行监督检查，最后到对当事人调查处理，运用了各种取证方法，采集了多种形式的证据，形成了较为完整的证据链。

2. 法律适用准确，裁量合理。办案人员认为，《执业医师法》第三十九条规定："未经批准擅自开办医疗机构行医或者非医师行医的，由县级以上人民政府卫生行政部门予以取缔，没收其违法所得及其药品、器械，并处十万元以下的罚款；对医师吊销其执业证书；给患者造成损害的，依法承担赔偿责任；构成犯罪的，依法追究刑事责任。"此条款针对医师未经批准开办医疗机构行医及非医师行医两种无证行医行为规定了相应的法律责任。而《执业医师法》第三十七条主要是规范医师在医疗机构内的执业活动。综合本案案件事实，本系列案中四名当事人系共同擅自开办医疗机构并行医的共同违法行为人。其中当事人黄某某是一名执业医师，当事人曹某系执业助理医师，虽实施违法行为时间不长、但人数多；当事人张某和华某均未取得执业医师或执业助理医师资格，但有医学院校学习经历，在本系列案中为患者进行医疗美容服务，并收取相关费用；这四名当事人实施的违法行为均符合《执业医师法》第三十九条所规定的构成要件，因此均应按照《执业医师法》的相关规定结合各自的违法实际情况分别予以处罚。

本系列案中曹某在案件调查过程中积极配合卫生计生行政机关，不但如实交代自己的违法行为，而且提供多家涉嫌开展非法医疗美容活动场所的信息，特别是在黄某某案发逃逸后，劝说其丈夫（本系列案另一当事人张某）到外地将黄某某带回配合卫生计生行政机关进行调查。结合《中华人民共和国行政处罚法》第二十七条第一款第（三）项的规定，在对曹某违法行为进行处罚裁量时考虑到其具有一定立功表现，不予吊销其执业助理医师的《医师执业证书》。

## 【思考建议】

1. 对违规医疗美容行为的规范管理亟待加强。随着生活水平的提高，医疗美容已经迈入普通人的生活，擅自在非医疗机构内为顾客进行医疗美容等违法行为也成为社会关注的热点。此类违法行为具有如下特征：①隐蔽性强。手术地点往往选择在宾馆、酒店或民居内，执法人员一般很难发现；②宣传途径新。目前微博、微信等具有互联网因素的"自媒体"日渐盛行，本案中华某即通过微博、微信等方式为黄某某等人宣传并招徕顾客；③危害性强。因非医疗机构不具备相关消毒隔离环境和设施且手术中的药械、药品也往往来自非正规途径和渠道，术中极易发生感染等情况，给病人造成伤害。本案中即有一名患者接受假体隆鼻术后发生了感染及假体排异。针对此类违法行为各级卫生计生行政机关积极探索应对之策，通过加强对微博、微信等媒体监测，严厉打击各类非法行医行为。

2. 强化部门联动，加强技术支持。本案系一起通过手机微信、网络微博发布医疗美容信息，并在某高档居民小区内开展无证医疗美容行为的典型非法行医系列案件，卫生计生行政机关根据线索，经过几个月外围调查和布控，并在公安部门及相关技术机构的大力配合下，成功破获本案件。多部门联动，现代信息技术的运用为本案的成功告破奠定了良好的基础，也为今后此类案件的查处提供了有益的借鉴。

3. 教育与处罚相结合。本案调查中，办案人员在依法对相关当事人进行处理的同时，积极为其提供法律宣传和服务指导，使其认识到所犯错误的严重性。相关当事人也予以积极配合，提供其他违法相关信息，并协同执法部门前往外省市，劝说涉案主要人员前来接受调查。办案过程中充分考虑到涉案人员的具体情况，本着教育处罚相结合的原则，对相关当事人进行合理合情的处罚裁量。同时，本案也通过某市主流媒体进行了宣传教育和风险警示，对进一步规范医疗美容服务市场秩序和医疗美容执业行为，提高患者自我保护意识，维护公众的合法权益起到了积极作用。

**供稿单位：**上海市卫生和计划生育委员会监督所
**评析专家：**余少华、蓝小云

# 三十一、张某非医师行医案

## 【案情介绍】

2013 年 09 月 06 日，某市卫生局监督执法人员在例行巡查时发现，某市某某街道一街巷南首有一场所，门头标识为"某某健康服务中心"，门玻璃上贴有"中药提速，颈肩腰腿痛，股骨头坏死，腰椎间盘突出，风湿类风湿"等字样。该场所为房屋一间，内设桌子一张，桌上发现听诊器、血压计、安稳血糖仪各一个，医用棉签一包；另发现有宣传卡 20 张，卡上印有"盛宏中药提速＊＊市服务中心、疗效验证一切、内病外治、适用范围　股骨头坏死　椎间盘突出　治颈椎　骨质增生"等字样。桌子抽屉内发现收款收据一本，账目记录本一个。室内另设有床位 4 张，床头柜上摆放有型号为 SH-2000B 的"盛宏电磁治疗仪" 5 台［注册号：鲁食药监械（准）字 2009 第 220081 号（更）］，另有药品陈列柜 2 个，摆放有"中老年抗骨质疏松液体钙"等药品，盛宏中药提速器一台；墙上挂有锦旗数个，写有"小小治疗仪，治病显神奇"、"中药提速，速克疾病"等字样；陈列柜旁衣架上挂有塑料袋 5 个，每个袋子都记有人名，其中一个袋上记有"2013.8.27 周叔"字样。二楼发现由"山东盛宏医药科技有限公司"生产的"盛宏透皮净液"、"SH-2000B 型盛宏电磁治疗仪"等物品。现场人员张某某（男）、孙某某（女），二人均无法提供该场所的《医疗机构执业许可证》，也无法提供个人《医师资格证书》、《医师执业证书》或其他行医资质。

经对孙某某进行询问，孙某某是张某某的妻子，平时是张某某在该场所给人做理疗。衣架上挂的写有名字的塑料袋内放有透皮净液，治疗垫等，是给人做理疗用的，其中记有"2013.8.27 周叔"字样的塑料袋是一老年男性的，孙某某见过"周叔"来该场所做过三次理疗。治疗时将透皮净液放在治疗垫上，然后接上盛宏电磁治疗仪通电后放到来治疗人需要治疗的部位，通电约 1 个小时。

执法人员对张某某进行了询问，该服务中心为其本人开办，并称开办此服务中心主要从事"盛宏电磁治疗仪"的售后服务，张某某承认使用了印有"盛宏中药提速滕州服务中心、疗效验证一切、内病外治、适用范围　股骨头坏死　椎间盘突出　治颈椎　骨质增生"等字样的宣传卡进行了宣传，并在现场用该治疗仪给人做理疗，主要治疗一些关节上不舒服的人，现场发现的记录本记录了对部分人员的治疗情况，对部分收取的费用开具了收据。张某某无《医师资格证书》和《医师执业证书》，该场所未取得《医疗机构执业许可证》。

执法人员根据现场发现的记录本的登记内容，对接受理疗的周某某、董某某二人进行了询问调查。周某某，男，63岁，患"腰椎间突出"大约3年左右，主要感觉腰疼，腿疼，直不起腰来；董某某，男，48岁，患有双侧股骨头坏死。两人均是通过看到该服务中心治疗疾病的宣传后，接受了张某某在该服务中心使用"盛宏电磁治疗仪"及"盛宏透皮净液"对他们进行的理疗。

经调查初步认定，张某某在未取得任何行医资质的情况下，开办"某某健康服务中心"，利用"盛宏电磁治疗仪"及其配套产品，以免费体验及患者购买产品后的免费理疗等形式开展诊疗活动。张某某在未取得任何行医资质的情况下开展诊疗活动的行为违反了《中华人民共和国执业医师法》第十四条第二款的规定，应依据《中华人民共和国执业医师法》第三十九条予以处罚。经合议后，执法机关向当事人张某某下达了《行政处罚事先告知书》，拟给予其如下行政处罚：没收违法所得4800元及滕卫医证保决〔2013〕2032号先行登记保存的药品、器械，并处5000元罚款的行政处罚。同时对"盛宏健康服务中心"场所予以取缔。当事人张某某对该处罚存有异议，递交书面申请要求听证。某市卫生局于2013年09月30日组织了听证，当事人张某某强调自己在该场所只是开展免费体验活动，对只购买药包而不购买仪器的患者在该场所给予免费治疗，不认为自己的行为是非法行医。卫生执法机关认为，当事人张某某在未取得《医疗机构执业许可证》及《医师资格证书》、《医师执业证书》的情况下，开办"某某健康服务中心"，使用"盛宏电磁治疗仪"及"盛宏透皮净液"对患者进行理疗，开展了诊疗活动，应认定非医师行医，依法应进行行政处罚。根据《中华人民共和国执业医师法》第三十九条，决定给予当事人张某某出如下行政处罚：没收违法所得4800元及滕卫医证保决〔2013〕2032号先行登记保存的药品、器械，并处5000元罚款的行政处罚，同时对"盛宏健康服务中心"场所予以取缔。执法人员于2013年11月05日向当事人送达了《行政处罚决定书》。当事人张某某在规定时间内未能完全履行罚款义务，经依法催告后，仍未按要求履行。2014年03月24日，某市卫生局依法申请人民法院强制执行，2014年03月28日，经人民法院裁定，同意予以强制执行。

## 【案件评析】

1. 关于违法事实认定的问题。当事人张某某辩称自己只是单纯的经营医疗器械，免费体验是为了方便患者，不认为自己的行为属于非法行医。《医疗机构管理条例实施细则》第八十八条对诊疗活动作出了如下定义，诊疗活动：是指通过各种检查，使用药物、器械及手术等方法，对疾病作出判断和消除疾病、缓解病情、减轻痛苦、改善功能、延长生命、帮助患者恢复健康的活动。张某某使用具有正规医疗器械批准文号的盛宏电磁治疗仪及配套产品，对病人开展"腰椎间盘突出、股骨头坏死"等疾病的理疗活动，符合《医疗机构管理条例实施细则》第八十八条的定义，该行为属于诊疗活动。同时《卫生部关于对使用医疗器械开展理疗活动有关定性问题的批复》（卫医发〔2004〕373号）明确指出，根据

《医疗机构管理条例实施细则》第八十八条规定，"理疗"属于诊疗活动。当事人张某某一味辩称他的活动是经营医疗器械，是经营行为，不需要办理《医疗机构执业许可证》，个人不需要《医师资格证书》、《医师执业证书》。现场检查和调查询问掌握的证据充分证明，张某某有宣传，有场所，有诊疗器械、设备，有开展诊疗活动的记录及收入记录，有开展诊疗活动的证人证言，其本人及其妻子均承认开展了理疗活动，认定当事人非法行医证据确凿。

2. 关于法律适用的问题。张某某在未取得任何行医资质的情况下，擅自开展诊疗活动，存在较大的安全隐患，应认定为非医师行医，为有效打击此类非法行医行为，提高其违法成本，依据"上位法优于下位法"原则，该案适用《中华人民共和国执业医师法》进行处罚。

3. 本案的不足之处在于，法院裁定予以强制执行后，无最终执行结果即结案，不妥。

## 【思考建议】

本案是一起对以"免费体验"及"免费理疗"等名义开展非法诊疗活动进行行政处罚的案例，近年来，类似的行为多有报道。一些商家为了经济利益，打着"免费体验"的幌子，使用医疗器械现场给患者免费治疗，声称仅收取药品或器械的费用，具有极强的欺骗性，一般群众不认为这是诊疗活动，不会注意查看其相关行医资质。另外，这些免费体验场所大多设在小的街巷内，具有一定的隐蔽性，不易被发现。最让人担忧的是，体验中使用的器械大多为医疗器械，有明确的适用范围和禁忌证，使用前必须对疾病做出明确诊断，而操作人员非卫生技术人员，对疾病诊断及鉴别诊断缺乏相关的知识和能力，只是按照说明书对仪器进行操作，轻者耽误患者疾病的治疗，重者会危害患者身体健康和生命安全，因此对于此类行为应严厉打击。

对于此类案件的查处在某些方面还存在困难。一是调查取证难。此案中不仅是当事人，甚至包括一些体验者对调查工作存在抵触情绪，当事人在听证阶段仍然辩称自己的行为不是非法行医，参加体验的20多名患者中，仅有2名配合调查，而且是执法人员到其住所进行；二是执行难。此案中处罚决定下达后，当事人仅自觉履行了少部分罚款，在卫生计生行政机关申请人民法院强制执行后又关门大吉，不知去向。虽然此类案件的查处存在某些困难，但对于此类行为依然要认真查处。现场调查过程要细致，特别要收集有关账目和记录等证据，证人证言对于认定违法事实至关重要，收集过程中要有耐心，争取体验者的配合。在强制执行方面，要积极与人民法院沟通协调，强调此类违法行为的危害性，争取人民法院大力支持，给违法者以应有的惩罚。

**供稿单位：**山东省滕州市卫生局卫生监督所

**评析专家：**祖燕、蔡平

# 三十二、董某某违反《中华人民共和国执业医师法》隐匿、伪造医学文书案

## 【案情介绍】

2014 年 9 月 2 日县新农合管理中心在审理新农合报销案卷中发现，某某医院报送的案卷，病案首页亲属签字与手术知情同意书中签字不符，新农合管理中心立即在网上参合信息中调取患者家庭相关信息认真查阅，未查到病历上患者亲属签的名字，疑似一起隐匿、伪造、冒名、顶替骗取国家农合基金的案件。2014 年 9 月 4 日经县卫生局负责人批准立案，由该县卫生监督所、新农合管理中心人员负责调查核实。监督人员明察暗访，采用反向调查取证的方法，首先查访了新农合卡报销患者郝某某，以病后回访的方式询问病情，取得患者的理解和配合，查验术痕、了解术后恢复情况。当时"持卡患者"郝某某拒绝配合，病情经过叙述不清。监督人员耐心宣传政策，讲明事情的利害关系，郝某某终于说出了实情，称其将农合卡借给了自己亲属。经进一步了解查验，郝某某无阑尾炎术后痕迹，证实了卫生监督员的怀疑。在完成第一步调查取证之后，县卫生局领导与卫生监督所、新农合管理中心的同志分析，本案绝非是简单的冒名顶替，医务人员可能存在着违法违规行为。经研究决定于 2014 年 9 月 24 日对某某医院进行监督检查，把检查的重点放在农合报销病历上。监督人员来到某某医院，与院方领导取得联系后调取农合报销病历，查到郝某某的病历上记载的经治医生为董某某（系某某医院外科医生），抽验核实病历后与新农合审理发现的问题一致，对此，监督人员找到经治医师董某某进行询问了解情况，最后董某某在事实面前承认没有亲自核实患者，出现了冒名顶替、隐匿、伪造医学文书情况，使国家农合基金流失。

本案有以下主要证据：

1. 现场检查笔录 2 份。

2. 询问笔录 3 份。

3. 郝某某身份证复印件 1 份。

4. 董某某执业医师证复印件 1 份。

5. 郝某某入、出院通知书，住院病案首页，入院记录 3 页，病程记录 1 页，出院记录 1 页，知情同意书 1 页。这些证明了郝某某将新农合卡借给他人进行新农合报销以及医生董某某身为执业医师没有认真核实患者身份、伪造医学文书的事实。

经过合议认为，当事人董某某的行为违反了《医疗机构管理条例》第三十二条，《中华人民共和国执业医师法》第二十三条第一款的规定。依据《医疗机构管理条例》第四十九条，《中华人民共和国执业医师法》第三十七条第四项、第五项"隐匿、伪造或者擅自销毁医学文书及有关资料的"的规定，对董某某做出，暂停执业一年的行政处罚。并依法告知了当事人董某某享有的相关权利，当事人放弃陈述和申辩，自觉履行了处罚，本案于2014年10月10日结案。

值得说明的是，某某医院在本案中存在着违反《医疗机构管理条例》的行为，对该医院的行政处罚，另案进行了处理。

## 【案件评析】

本案案由新颖，案件办理有一定创新性，对今后类似的执法工作有很好的借鉴意义。医疗文书是医疗活动中不可缺少的一项内容，是医务人员对病人诊疗过程的书面记载，其在医疗保险，身份证明及医疗情况等多方面有很高的证明效力，该文书的出具容易引发一系列经济关联，容易导致腐败的产生，因而如何实施有效的监管显得尤为重要，此案在打击该类违法行为方面给出了参考意见。

1. 加强部门间信息沟通。本案系某县新农合管理中心在审理新农合报销案卷中发现，报送的病案首页亲属签字与手术知情同意书中签字不符，调查未查到患者亲属签字上的名字，进而怀疑存在伪造、冒名、顶替骗取国家农合基金的违法行为而移交卫生行政部门的案件。对于冒名、顶替骗取国家农合基金的案件，当事人为了达到目的多会主动采取隐瞒欺骗的手段而使违法行为难以察觉，而基于目前我国基层卫生监督人员匮乏、医疗专业水平薄弱的状况，单靠卫生监督员的日常监督检查，难以发现违法行为，因此，加强部门合作，畅通信息交流渠道，新农合管理中心在审理新农合报销案卷对于发现的医疗机构涉嫌违法信息及时通报卫生计生行政部门，从而及时有力地打击了违法行为。

2. 案件调查证据充分：本案调取了新农合卡报销患者郝某某在某某医院的住院病历资料复印件，对涉案当事人新农合持卡人郝某某、冒名顶替的家属、医师董某某均进行了调查询问，在涉案人员不配合的情况下耐心劝导，政策攻心讲明利害关系，相关人员最终均对存在的违法行为供认不讳，形成证据链得以确定违法事实。

3. 法律适用正确。关于本案的法律适用，有人在合议中提出，董某某同时违反了《医疗机构管理条例》三十二条和《中华人民共和国执业医师法》第二十三条的规定，可以依据《医疗机构管理条例》第四十九条和《中华人民共和国执业医师法》三十七条的规定予以处罚，本着下位法服从上位法，择一重罚的原则，最终是依据《中华人民共和国执业医师法》予以暂停执业活动一年的行政处罚。笔者认为本案医师隐匿、伪造了医学文书的行为，不存在法条竞合，择一重罚的问题。《医疗机构管理条例》第三十二条规定："未经医师（士）亲自诊查病人，医疗机构不得出具疾病诊断书、健康证明书或者死亡证明文件；

未经医师（士）、助产人员亲自接产，医疗机构不得出具出生证明书或者死产报告书。"第四十九条规定："违反本条例第三十二条规定，出具虚假证明文件的，由县级以上人民政府卫生行政部门予以警告；对造成危害后果的，可以处以1000元以下的罚款；对直接责任人员由所在单位或者上级机关给予行政处分。"第四十九条中涉及警告、罚款的行政处罚所针对的是医疗机构而不是个人，对于直接责任人员由所在单位或者上级机关给予行政处分，没有规定对个人的行政处罚。因此，对于隐匿、伪造医学文书的行为不能依据《医疗机构管理条例》第四十九条对医师个人实施行政处罚，而应适用《中华人民共和国执业医师法》。

## 【思考建议】

对于骗取新农合基金的处理。新农合基金是基本医疗保险中的一种，是参合群众的"保命钱"。近年来，一些地方时有新农合骗保现象发生，有的医疗机构和医务人员利用职务之便骗取基金支出。对于骗保的机构或个人，卫生计生行政部门是否可以实施行政处罚呢？《中华人民共和国社会保险法》第八十七条规定："社会保险经办机构以及医疗机构、药品经营单位等社会保险服务机构以欺诈、伪造证明材料或者其他手段骗取社会保险基金支出的，由社会保险行政部门责令退回骗取的社会保险金，处骗取金额二倍以上五倍以下的罚款；属于社会保险服务机构的，解除服务协议；直接负责的主管人员和其他直接责任人员有执业资格的，依法吊销其执业资格。"第八十八条规定："以欺诈、伪造证明材料或者其他手段骗取社会保险待遇的，由社会保险行政部门责令退回骗取的社会保险金，处骗取金额二倍以上五倍以下的罚款。"第七条规定："国务院社会保险行政部门负责全国的社会保险管理工作，国务院其他有关部门在各自的职责范围内负责有关的社会保险工作。县级以上地方人民政府社会保险行政部门负责本行政区域的社会保险管理工作，县级以上地方人民政府其他有关部门在各自的职责范围内负责有关的社会保险工作。"按照国务院"三定"方案的规定，卫生行政部门在社会保险方面的职责是负责新型农村合作医疗的综合管理。因此，承担有新农合基金管理职能的卫生计生行政部门应当按照《社会保险法》的相关规定，对骗取新农合基金支出的违法行为人作出处理。此外，在查处骗取新农合基金案中还要注意，对于骗保金额达到规定数额构成犯罪的，应及时移送司法处理。

**供稿单位：**辽宁省阜新市彰武县卫生监督所

**评析专家：**余少华、蓝小云、周琴

# 三十三、沈某未取得《医疗机构执业许可证》擅自开展医疗美容服务案

## 【案情介绍】

2014 年 3 月 26 日，某市某区卫生局接记者电话举报，某高档美容院违法开展"微整"服务，要求查处。卫生监督员立即前往检查，现场检查发现，该美容院经营者沈某无《医疗机构执业许可证》，涉嫌自 2013 年 6 月起违法开展医疗美容服务。

现场主要证据有：①书证：现场收集了美容院《个体工商户营业执照》复印件，经营者沈某身份证复印件，《某某美容院 2014 产品价格表》（第三页微整价目包含：肉毒素 1500 元 100U. 兰州横力，玻尿酸 5000 元 1ml. 瑞兰等内容），记录有顾客姓名、联系方式、美容项目、收费、日期等内容的 320 份顾客档案，电脑中查见库存商品明细账单十二页并打印（包含肉毒素等药品库存记录）。②物证：以证据先行登记保存的形式，现场收集了一次性无菌注射器带针、氯化钠注射液等物证。③现场检查笔录。④美容院经营者沈某承认聘请人员违法开展医疗美容服务的询问笔录。

2014 年 3 月 27 日开始，卫生监督员和沈某对 320 份顾客档案进行了逐一核实，每份档案需经 2 名卫生监督员和沈某共同核实确认，共整理出 135 份生活美容档案，余下 185 份涉及医疗美容服务档案。至 2014 年 5 月 7 日，对 115 份涉及医疗美容档案违法金额 38.8620 万元双方确认属实。其余 70 份档案涉及到部分顾客可能实际在某医疗美容诊所开展微整项目，另有部分顾客仅预存金额未实际开展项目等问题，需要进一步调查。至 2014 年 5 月 29 日，70 份档案中核实清楚 37 份为预交费档案，33 份为违法医疗美容档案，违法金额 24.7600 万元沈某予以补充确认，前后违法所得共计 63.6220 万元。2014 年 6 月 9 日，卫生监督员为印证调查结果，185 份档案中随机抽取了 18 份（其中 8 份为预交费档案）和顾客电话联系，12 人电话中确认情况属实（6 人不配合），12 人中 9 人配合制作询问笔录。通过登陆国家卫生计生委"医疗机构注册联网管理系统"查询，检索该沈某姓名和美容院地址，均无注册《医疗机构执业许可证》记录。

2014 年 6 月 26 日，按照行政处罚程序，区卫生局对沈某进行行政处罚事先告知，沈某在规定的时限内放弃陈述和申辩。2014 年 7 月 1 日，区卫生局依据《医疗美容服务管理办法》第三十条、《医疗机构管理条例》第四十四条、《医疗机构管理条例实施细则》第七十七条第（三）项的规定，对沈某作出没收违法所得人民币 636220 元，没收证据先行登记保

存的药品、器械，罚款人民币 10000 元的行政处罚，同时责令其立即停止执业活动。2014 年 12 月 26 日，沈某缴纳罚没款。2014 年 12 月 29 日，该案结案。2014 年 12 月 31 日，卫生监督员对该美容院进行复查，未发现违法行为。

## 【案件评析】

本案是一起生活美容机构违法开展医疗美容项目的案例，罚没金额较大，能让当事人全部履行，实为难能可贵。

1. 该案事实清楚、证据确实充分、适用条款正确。全案的核心证据为顾客档案，围绕顾客档案开展调查。该案又属于较大案值的案件，媒体全程介入，对案件办理的要求有更高的标准。该案违法主体的确认是清楚的，该美容院《个体工商户营业执照》经营者为沈某，沈某询问笔录也承认设置场所、聘请医师开展注射肉毒素、玻尿酸等服务的事实。另外，该案围绕档案收集的证据也是确实充分的，形成了有效证据链，清楚地说明了该案的性质和涉案金额，适用《医疗美容服务管理办法》、《医疗机构管理条例》相应条款处罚也是得当的。

2. 本案难点在于违法所得的认定和统计。该案涉及 320 份顾客档案，统计违法所得工作量相当大，而一旦出错引起行政复议或诉讼，有可能导致整个案件的败诉。通过对档案的初步查阅，多数档案记录预存金额和每次消费项目、日期和金额清楚，少量档案存在记录不清的情况。该案调查过程中，每一份档案都必须经过 2 名卫生监督员核实，并经过沈某确认，先易后难，逐步推进。调查过程中，沈某为了减少违法所得，与某医疗美容诊所签订假的合作协议书，制作假的门诊登记和就诊档案，也被排查清楚。该案最后统计出 63.6220 万元的违法所得。

3. 本案不足，也是查处医疗美容非法行医案件的共性问题。

（1）未能对沈某聘请人员调查清楚。该案沈某以不愿出卖朋友为由，拒绝透露被聘请者信息。在对接受医疗美容服务的顾客询问中，也未了解到当事"医师"的情况，导致无法对可能存在的非医师行医行为进行处罚。

（2）未能对药品来源使用调查清楚。实践发现，为逃避查处，违法单位或人员往往实行人药分离，店药分离，医疗美容案件较难在现场查见药品。该案电脑中查见库存药品明细，但现场除发现氯化钠注射液外，未查见其他药品，沈某询问笔录陈述未采购药品，使用药品为聘用医师带来，服务完成所有药品、医疗废物带走，库存情况和陈述情况存在矛盾。

（3）未对顾客档案记录的顾客逐一进行调查。执法人员采取抽样调查的原因有二：一是工作量过于巨大，而且涉及隐私，顾客配合度较低。二是考虑大规模调查有可能引发群体性事件。调查结果要经得起检验，证据收集要更充分全面，有必要对涉及医疗美容的顾客进行逐一调查。

## 【思考建议】

近年来，生活美容机构违法开展医疗美容服务的情况时有发生，卫生计生行政部门虽不断加大打击力度，但由于此类行为隐蔽性强，流动性强，导致该类案件存在发现难、取证难、结案难三大困难。笔者提出如下建议：

（1）建立快速反应队伍和机制。实践证明，打击非法行医中执法人员越早赶到现场，违法相对人准备的时间越少，更有利于侦破案件。

（2）建立多部门联动机制。近几年各级政府越来越重视打击非法行医工作，各区（县）都设有打击非法行医领导小组，定期开展联席会议通报情况。卫生计生行政部门应有效利用好这个制度和平台。

（3）多源头发现非法行医线索。实际发现，日常监督检查中发现非法行医案件线索是非常困难的。在当前基层执法力量不足的情况下，可尝试多源头发现线索：①投诉举报发现。②网络、微博微信等新媒体上发现线索。③卫生监督协管或哨点发现线索。

（4）收集证据全面化，形成有效证据链。强调收集以下证据：①部分医疗美容项目需要长期维护，必定建有客户档案，或为书面或为电子，或简单在记事本上记录，档案对决定案件的"性质"与"数量"非常重要。②涉案单位或个人，现场有刷卡机的，应登记保存或者取得刷卡机开户户名。③检查电脑文件时，可以尝试搜索包含"肉毒素"、"玻尿酸"、"医疗美容"、"美容"等关键字的档案文件。

（5）同媒体合作，发挥媒体暗访和舆论监督作用。该案媒体记者的暗访视频，虽未作为案件证据使用，但视频在突破沈某心理防线，使其配合调查方面，起到了很重要的作用。

（6）有条件的地区，应建立专业办案队伍。基层卫生监督员往往要完成大量日常监督工作，完成各种专项任务，办案精力有限。有条件地区，可以尝试建立类似于公安部门分管片警和专事刑警的制度，集中人力物力办一些有影响力的大案要案，打击非法行医，整顿医疗秩序，规范医疗市场。

**供稿单位：**江苏省南京市秦淮区卫生监督所

**评析专家：**余少华、蓝小云

# 三十四、某医疗美容门诊部有限公司未取得
# 《医疗机构执业许可证》擅自执业案

## 【案情介绍】

2014年1月24日某市市卫生局接到群众举报，称有人在某酒店客房内开展非法医疗美容活动。市卫生监督所执法人员立即会同公安等相关执法部门赶到现场，经现场具体的证据收集和对当事人的询问核查，最终确定存在以下违法事实：①酒店客房是由当地美容院提供非法行医的场所，并邀请韩国籍医生来为该美容院的顾客做医疗美容，从中获利。②该韩国籍医生是由上海某医疗美容门诊部派遣到酒店来为顾客做医疗美容的，一同前来的共有4人。③当天在酒店现场给3名顾客开展注射医疗美容服务项目，其中一名顾客刷POS机消费人民币50000元，另两名顾客未来得及刷卡即被查出，属体验消费。④现场注射使用的药品有韩国产的盐酸利多卡因，肉毒素等，均未获得我国食品药品监督管理部门的批号，经市食品药品监督局鉴定为假药，同时使用的还有国产的玻尿酸。⑤现场对物品、药品、医疗器械依法进行了证据保存，同时，还邀请了市食品药品监督管理局的专家和有资质的韩语翻译人员到现场协助调查取证。当事人对以上违法事实供认不讳。

## 【案件评析】

本案社会关注度高，影响较大，涉及多部门联合执法及司法移送的情节，对卫生计生监督执法有很好的促进作用。从案情看，这是一起较为典型的、有涉外人员参加的、在酒店客房开展的非法医疗美容活动，并在未取得《医疗机构执业许可证》的情况下，使用假药给顾客服务，从中谋取暴利的违法犯罪活动。

1. 多部门协作配合。为进一步整顿医疗秩序打击非法行医，该市专门成立了打非专项行动工作领导小组；同时，成立了市公安局驻市卫生局工作联络室；此外，还形成了多部门协作的打非工作机制，为多部门协同配合提供了职责明确、分工合作的组织保障体系。现场非法行医由卫生部门调查取证；使用的药品、医疗器械等物品由药监部门进行初步判断；非法行医人员由公安部门协助控制；因涉外籍人员，邀请涉外机构派有资质的翻译人员配合调查取证。这种多部门协同办案，大大提高了办案的效率；为案件的进一步处理，赢得了宝贵的时间，打下了良好的基础。由于案件当事人某医疗美容门诊部有限公司的《医疗机构执业许可证》注册地在外地，因此，在对案件作出处罚结果之后，将案件处罚结

果函告了当地某区卫生局。

2. 加强行刑衔接。2008 年 5 月实施的《最高人民法院关于审理非法行医刑事案件具体应用法律若干问题的解释》中规定：非法行医并使用假药，可作为应当移送司法机关追究刑事责任的条件。因此，对现场使用过的药品韩国产 1% 浓度盐酸利多卡因和韩国产 A 型肉毒素是否能认定为假药，成为行刑衔接的关键因素。根据《中华人民共和国药品管理法》第四十八条第三款第（二）项：依照本法必须批准而未经批准生产、进口，或者依照本法必须检验而未经检验即销售的，应当按假药论处。某市食品药品监督管理局负责收缴药品的假药鉴定工作，为最终将赵某等 4 人移送公安机关处理奠定了基础。涉案人员被刑事拘留 10 个月，判处 10000 元人民币的处罚。

3. 涉外人员及药品器械的取证注意翻译配合。对外籍人员的调查，一定要符合外籍人员的管理要求，聘请有符合法律要求的有资质的翻译人员告知当事人权利、义务和相关合理要求，防止产生外交纠纷。对进口药品和医疗器械的翻译也要求具有法定资质的翻译机构出具符合法律要求的翻译资料。这样，相关行政职能部门才能根据翻译内容做出准确的判断。

4. 加强涉外医师来华短期行医管理。根据《外国医师来华短期行医暂行管理办法》规定，外籍医师来华行医必须经我国卫生行政部门注册批准，未经注册禁止在我国境内各级各类医疗机构行医。经医师执业注册联网管理系统查询，未查到该医师的相关注册信息，属非法行医行为。

## 【案情介绍】

1. 探索"四位一体"的管理模式，建立公共场所长效管理机制。美容美发行业与老百姓的生活息息相关，也是公共场所卫生监管的重点行业，如何建立长效管理机制，是摆在卫生监督机构面前的一个课题。建立"四位一体"的监管模式，所谓"四位一体"：就是"企业自律、行业管理、政府监管、社会监督"的管理模式。提高执法效能与服务能力，增强公共场所经营单位自律意识，卫生监督机构也做到对该扶持的大力扶持、对该打击的坚决予以打击。

2. 积极探索非法行医案件行刑衔接工作机制。统一移送流程与标准。解决涉外非法行医刑事犯罪案件移送、备案、提前介入等行刑衔接的工作程序以及联合执法机制等方面的问题，真正做到无缝衔接、无障碍移送。尤其是如何通过行刑衔接工作避免渎职或行政不作为等风险的发生，起到了一个很好的示范作用。

3. 刑事诉讼证据不同于行政证据的要求。在收集主体、收集程序、证据标准等方面均有特殊要求。充分利用行刑衔接互商会议平台，建立长效互通机制，多部门协商合作，争取公安、检察院和法院的支持。促进行刑衔接工作纵向发展，充分体现出加大打击非法行医的力度。非法行医现场有其行政执法的特点和局限，与公安的刑事案件取证有所区别，如当事人现场指证等要求，如何取证能更好的符合刑事立案的要求，必要时可请公安部门提前介入协同取证，防止关键证据因为程序违法而作为非法证据予以排除。

**供稿单位：**江苏省常州市卫生监督所

**评析专家：**余少华、蓝小云

# 三十五、某科技有限公司承包某医院碎石室
# 开展诊疗活动案

## 【案情介绍】

2013 年 12 月 19 日某市卫生监督局接到市民举报，反映某医院有出租科室的行为。2013 年 12 月 20 日执法人员对某医院进行现场调查取证，某医院与某科技有限公司出租承包科室情况属实。

现场检查、调取证据情况如下。

1. 现场有一名由公司聘请的医生邢某某和一名操作人员李某某，登记使用过的门诊工作日志三本。

2. 有患者签名的某医院《体外碎石同意书》三本。

3. 某医院与某科技有限公司签订的《医疗设备投入合作协议》一份。

4. 对碎石室业务收入核实情况：①医院财务科提供，从 2013 年 5 月 21 日至 2013 年 11 月底共收入 80858 元；②从 2013 年 10 月 1 日至 2013 年 12 月 18 日"体外碎石同意书"记载费用为 171254 元，减去医院财务收费 80858 元，由该公司工作人员自主收费 90936 元，在 90936 元中有因对患者治疗效果不佳而退费，最后核实，实际自主收入为 30000 元。医院财务室提供的收入是 80858 元，双方按 7∶3（公司 7 医院 3）进行利润分成，80858 元中公司非法所得 56600.6 元，公司自主收费 30000 元，公司实际非法所得共计 86600.6 元，医院非法所得为 24257.4 元。

5. 2013 年 12 月 24 日分别对医院分管副院长魏某某，公司委派管理人员胡某某，医生邢某某，碎石机操作人员李某某做了询问笔录。对上述证据均作了证据先行登记保存、固定和确认。

违法事实认定：综合上述相关证据认定，2013 年 5 月 21 日双方合作组建的某医院碎石科正式以某医院的名义对外开诊，为对外承包科室行为。该医院为一家公立非营利性医疗机构，公司是一家经营销售医疗器械的公司。

根据《卫生部关于对非法采供血液和单采血浆、非法行医专项整治工作中有关法律适用问题的批复》（卫政法发〔2004〕224 号）"二、医疗机构将科室或房屋承包、出租给非本医疗机构人员或者其他机构并以本医疗机构名义开展诊疗活动的，按照《医疗机构管理条例》第四十六条规定予以处罚"的规定，卫生计生行政部门依法对该院作出责令立即停

止对外承包医疗科室行为，没收医院非法所得 24257.4 元，罚款 4000 元的行政处罚。

根据《卫生部关于对非法采供血液和单采血浆、非法行医专项整治工作中有关法律适用问题的批复》（卫政法发〔2004〕224 号）"一、有下列情形之一的，按照《医疗机构管理条例》第四十四条规定予以处罚：……（五）非本医疗机构人员或者其他机构承包、承租医疗机构科室或房屋并以该医疗机构名义开展诊疗活动的"规定，卫生计生行政部门依法对该公司作出责令其停止执业活动，没收非法所得 86600.6 元和惠康 HK—108 型数控冲击波碎石机、便携式 B 超机一套，罚款 8000 元的行政处罚。

## 【案件评析】

1. 本案中，由于没收非法所得数额较大和医疗器械价值较高，根据《中华人民共和国行政处罚法》第三十一条和第三十二条规定以及第四十二条第一款规定，对医院及公司下达了《行政处罚事先告知书》，告知对本案享有进行陈述和申辩的权利及要求举行听证的权利，但医院放弃了进行陈述和申辩的权利及要求举行听证的权利。只是公司在法定时间内主张了陈述和申辩，并否认承包碎石室这一事实，承认是一种合作关系。争议要点：①不认为是承包某医院碎石科，认为公司与医院是一种合作关系，由公司提供设备，医院提供技术。公司没有参与经营。②公司参与业务收入分成是公司投入了仪器，需收回器械设备款。

虽然医院与公司签订的是《医疗设备投入合作协议》，但协议内容和经营方式就是承包行为。根据卫生部、国家中医药管理局、财政部、国家计委《关于城镇医疗机构分类管理的实施意见》和《关于城镇医疗机构分类管理若干问题的意见》规定，政府举办的非营利性医疗机构不得投资与其他组织合资合作设立非独立法人资格的营利性的"科室"、"病区"和"项目"；而且，《中华人民共和国行政许可法》第九条规定："依法取得的行政许可，除法律、法规规定依照法律条件和程序可以转让的外，不得转让"；《医疗机构管理条例》第二十三条第一款规定"《医疗机构执业许可证》不得伪造、涂改、出卖、转让、出借"。对公司在陈述和申辩中所提出的理由和法律依据不予支持，维持原处罚决定。公司放弃举行听证，对公司下达行政处罚决定书。最后，医院与公司完全自觉履行行政处罚，双方于 2014 年 3 月 25 日签订"终止合作协议书"结案。

2. 对本案涉及医生邢某某，于 2005 年 12 月 15 日取得《医师资格证书》，2006 年 9 月 1 日由某县卫生局注册取得《医师执业证书》，注册在某镇卫生分院。根据《执业医师法》第十四条第一款"医师经注册后，可以在医疗、预防、保健机构中按照注册的执业地点、执业类别、执业范围执业，从事相应的医疗、预防、保健业务"。《处方管理办法》第八条第一款"经注册的执业医师在执业地点取得相应的处方权"。邢某某未在注册的地址执业，违反了相关规定，对邢某某另案处理。

**【思考建议】**

出租承包科室具有极强的隐蔽性，调查取证较难。一是医疗机构为了逃脱检查，将所聘人员统一纳入医院人员名册，工资从医院财务统一发放；二是业务收入都进入医院收费平台；三是负责业务工作的负责人由医院正式医务人员担任。在查处出租承包科室此类案件中，大多会出现证据收集困难、违法事实难以认定的问题。在实际执法过程中，违法者出于逃避行政处罚的心理，一般不愿意主动配合行政部门的调查取证工作，隐瞒违法事实，不愿意主动提供关键性证据，如签订的"承包合同"或"合作协议"等，另外对财务账目往来审查需专业人员，因而对于此类案件的调取证据、办理十分困难。

目前，国家现行卫生法律法规对出租、承包科室尚无明确解释和界定。出租承包科室现象是随着医疗服务市场的发展、变化而形成的，究其成因有复杂的社会、体制因素——医疗卫生体制改革与发展不够完善、政府财政投入不足、医疗卫生市场化等等，单凭监督处罚难以根本解决这一问题。目前国家在鼓励非营利性医疗机构融资吸纳社会资金，而且医疗体制现状使非营利性医疗机构，包括公立医疗机构必须营利才能生存。如何规范非营利性医疗机构投融资行为、营利行为，亟待政府研究制定规范。

另外，医疗机构将科室出租、承包给非本医疗机构人员或者其他机构并以本医疗机构名义开展诊疗活动，实际上形成非本医疗机构人员或者其他机构冒用《医疗机构执业许可证》，本案中，某医院的有关行为造成了某科技有限公司参与某医院的诊疗活动，并从中牟利，与出卖、转让、出借《医疗机构这也许可证》情形有所不同。

**供稿单位：**湖北省荆门市卫生和计划生育综合监督执法局

**评析专家：**祖燕、蔡平

# 三十六、某医师违反执业医师法损害
# 就诊人身体健康案

## 【案情介绍】

我局接举报后，于 2014 年 1 月 20 日对某西医外科诊所检查发现，该诊所执业医师那某为患者取宫内节育器，摘取失败并导致患者腹痛，后患者前往长庚医院就诊，诊断为"急性弥漫性腹膜炎；乙状结肠穿孔；子宫穿孔"。该诊所未经批准开展计划生育技术服务（另案处理）。

相关证据：①该诊所的现场笔录 1 份，现场照片 2 张；②对执业医师那某、诊所负责人程某、患者李某及家属陈某的询问笔录 4 份；③患者李某在该诊所就诊的收费通知单 1 份；④患者李某在其他医院就诊的相关病例资料；⑤那某的《医师执业证书》和身份证复印件各 1 份；⑥该诊所的《医疗机构执业许可证》副本复印件 1 份。调查终结后于 2014 年 5 月 8 日送达《行政处罚事先告知书》，当事人提出听证申请，于 2014 年 5 月 23 日进行了公开听证。

2014 年 6 月 6 日，我局作出行政处罚决定：那某在未经批准开展计划生育技术服务的某诊所为患者李某摘取宫内节育器并造成严重后果，违反了《福建省母婴保健、计划生育技术服务许可管理办法》第二十七条的规定，情节严重，依据《中华人民共和国执业医师法》第三十七条第（一）项的规定，吊销其《医师执业证书》。于当日送达。

2014 年 6 月 20 日，被处罚人那某向某市人民政府提起行政复议。某市人民政府于 2014 年 7 月 30 日作出行政复议决定：对那某的复议请求不予支持。2014 年 12 月 17 日公告注销了那某的《医师执业证书》。本案结案。

## 【案件分析】

在本案中，我局对医疗机构和医师进行了"双罚"：对医疗机构，依据《中华人民共和国人口与计划生育法》进行了处理；对医师，我局认为：当事人在未经批准开展计划生育技术服务的诊所为患者取宫内节育器并造成严重后果的行为，违反《福建省母婴保健、计划生育技术服务许可管理办法》第二十七条的规定，情节严重，依据《中华人民共和国执业医师法》第三十七条第（一）项的规定，吊销其《医师执业证书》。当事人在本案中提出听证申请并申请行政复议，主要争议在于本案是否构成"情节严重"，是否能够吊销

《医师执业证书》。最后某市行政复议委员会认可了我局"情节严重"的认定，维持了行政处罚决定。

## 【思考建议】

对于"情节严重"的认定，在实际执法过程中是一个难点。《某市卫生行政处罚自由裁量权细化标准》对部分"情节严重"的情形进行了细化，但对于本案没有可供参考的细化标准；另一方面，即使有相应的细化标准，在复议中也不一定能被复议机关所认可，毕竟细化标准只是参考标准，不是法律依据。因此，对"情节严重"的认定，不仅需要参考细化标准，还需要在案卷中对认定过程进行详细的分析和解释，这样才能消除当事人的疑虑和不满，得到复议机关和司法机关的支持和认可。

**供稿单位：**福建省厦门市集美区卫生局卫生监督所

**评析专家：**祖燕、蔡平

# 三十七、某医院诊疗活动超出登记范围案

## 【案情介绍】

2014 年 2 月 13 日接电话举报，反映某医院涉嫌使用非卫生技术人员从事医疗卫生技术工作。某市卫生局 3 名卫生监督员，在该医院业务副院长董某陪同下对该院进行调查。现场发现：①该医院《医疗机构执业许可证》核准登记的诊疗科目无医学影像科，而该院从 2014 年 1 月起擅自开展了 B 超诊断活动（超声影像系统诊断报告单 2 份）。②该院 B 超室执业助理医师张某分别于 2014 年 1 月 11 日和 2014 年 2 月 12 日为患者樊某、朱某出具超声影像系统诊断报告单各一份。该院耳鼻咽喉科执业助理医师蔡某注册的执业类别为中医，执业范围为内科专业，执业地点为某镇卫生院，而在 2014 年 2 月 15、16、17 日独立执业，为患者朱某、曾某、何某开具处方各一份。③该院医疗废物暂存点无警示标志，使用后的输液针头（约 1 公斤）、棉签（约 10 根）未置于专用包装物或者容器内而置于地上。

监督员当场制作了《现场笔录》，下达了限期整改的《卫生监督意见书》，现场拍摄了照片 4 张，并对董某、蔡某进行了询问，制作了《询问笔录》，调取了医院和蔡某的相关证件，调取了超声影像系统诊断报告单、处方签、门诊票据等。经立案调查，当事人违法事实清楚，证据确凿。其违法行为：①超出核准登记的诊疗科目开展诊疗活动（累计收入 230 元）违反了《医疗机构管理条例》第二十七条，依据《医疗机构管理条例》第四十七条予以警告，并处以人民币 1500 元罚款。②使用非卫生技术人员从事医疗卫生技术工作违反了《医疗机构管理条例》第二十八条，依据《医疗机构管理条例》第四十八条处以人民币 3000 元罚款。③医疗废物未分类置于专用包装物或者密闭容器内违反了《医疗废物管理条例》第十六条第一款的规定，依据《医疗废物管理条例》第四十六条第一款第（二）项给予警告，并处以人民币 4000 元罚款。合并以上，最终作出警告，罚款人民币 8500 元的行政处罚。该医院放弃了陈述申辩和听证，在规定的期限内缴纳了罚款，自觉完全履行了处罚决定。涉案的蔡某已另案处理。

## 【案件评析】

1. 主体认定准确。该机构持有合法的《医疗机构执业许可证》，属于非营利性综合民营医院。

2. 三项违法行为查证属实。三项违法事实的相关证据有：①现场检查笔录 1 份；②询

问笔录3份；③调取证据清单2份；④照片4张。本案对法人授权委托人董某分别进行了两次询问，第二次询问目的是对该案证据的补充锁定。违法金额的查实：本案调取了病人朱某、樊某超声影像系统诊断报告单和B超门诊收费票据11份，对违法金额进行锁定。

3. 告知义务履行到位。本案《行政处罚事先告知书》送达时间是2014年3月13日，告知当事人可在2014年3月18日前进行陈述申辩和听证。虽然当事人当场签署意见表示放弃陈述申辩和听证，但作出行政处罚决定的时间是2014年3月19日，充分保障了当事人依法享有的权利，避免了诉讼中的不利。

4. 自由裁量恰当。

（1）该医院超出《医疗机构执业许可证》核准登记的诊疗科目擅自开展B超诊断活动的行为，违反了《医疗机构管理条例》第二十七条："医疗机构必须按照核准登记的诊疗科目开展诊疗活动"。根据《医疗机构管理条例》第四十七条："违反本条例第二十七条规定，诊疗活动超出登记范围的，由县级以上人民政府卫生行政部门予以警告、责令其改正，并可以根据情节处以3000元以下的罚款；情节严重的，吊销其《医疗机构执业许可证》"。

鉴于该院积极整改，立即解除了与张某和蔡某的聘用关系，终止了违法行为，主动消除或者减轻了违法行为可能造成的严重后果。超出登记的诊疗科目范围的诊疗活动累计收入只有230元，在3000元以下，未对患者造成伤害。本案对该院诊疗活动超出登记范围的行为责令立即整改，予以警告并罚款人民币1500元的行政处罚。

（2）该院使用非卫生技术人员从事医疗卫生技术工作的行为违反了《医疗机构管理条例》第二十八条："医疗机构不得使用非卫生技术人员从事医疗卫生技术工作"。依据《医疗机构管理条例》第四十八条："违反本条例第二十八条规定，使用非卫生技术人员从事医疗卫生技术工作的，由县级以上人民政府卫生行政部门责令其限期改正，并可以处以5000元以下的罚款；情节严重的，吊销其《医疗机构执业许可证》"。

鉴于该院积极整改，立即解除了与张某和蔡某的聘用关系，终止了违法行为，主动消除或者减轻了违法行为可能造成的严重后果。本案对该院使用非卫生技术人员从事医疗卫生技术工作的行为，罚款人民币3000元的行政处罚，处罚适当。

（3）该院医疗废物未分类置于专用包装物或者密闭容器内的行为，违反了《医疗废物管理条例》第十六条第一款："医疗卫生机构应当及时收集本单位产生的医疗废物，并按照类别分置于防渗漏、防锐器穿透的专用包装物或者密闭的容器内"。依据《医疗废物管理条例》第四十六条第一款第（二）项："医疗卫生机构、医疗废物集中处置单位违反本条例规定，有以下情形之一的，则由县级以上地方人民政府卫生行政主管部门或环境保护行政主管部门按照各自的职责责令限期改正，给予警告，可以并处5000元以下的罚款；逾期不改正的，处5000元以上3万元以下的罚款：（二）未将医疗废物按照类别分置于专用包装物或者容器的"。

鉴于该医院2014年2月18日提交的整改报告说明已将此违法行为作出了全面整改，

未造成后果，本案对该院医疗废物未分类置于专用包装物或者密闭容器内的行为，罚款人民币 4000 元的行政处罚，处罚适当。

## 【思考建议】

1. 同一主体多个违法行为的处罚原则。

（1）在卫生监督执法过程中，经常会遇到一个案子中被处罚的当事人存在多种违法行为的情况，社会危害性相对较大。根据卫生部《关于对数种违法行为实施行政处罚问题的批复》（卫法监发〔1998〕第 12 号）规定：有两种以上应当给予行政处罚的违法行为时，卫生行政部门应当分别裁量，合并处罚，在对数种违法行为分别采取罚款的行政处罚时，其罚款金额应在各单项罚款额中最高单项罚款额以上、各单项罚款额之和以下（以上、以下含本数）的幅度内确定。这在法学理论中称其为"限制加重原则"。这样综合考虑了违法当事人的多种情形和情节，对违法当事人的数种违法行为分别量罚，然后按照限制加重的原则，在各单项罚额中最高单项罚款额以上、各单项罚款额之和以下的幅度内确定具体的罚款额，这样的合并处罚不仅体现了实事求是的精神，也能体现自由裁量的公正、合理，违法行为人也易于接受。

（2）案件的承办人制作《行政处罚事先告知书》和《行政处罚决定书》时，对多个违法行为违反的条款和处罚适用的条款要分别进行阐述，并对多个违法行为要分别进行裁量，最终合并处罚。如果没有对每个违法行为分别进行裁量，又因某些原因引起了行政诉讼，那么法院在审案时，有可能判定 8500 元的处罚金额超出了其中某条处罚条款金额的上限而引起败诉。

所以正确使用分别裁量，合并处罚，有助于在行政复议和行政诉讼中维持原行政处罚决定。只有正确适用了合并处罚，复议机关和人民法院才能清楚看出行政机关是如何根据行政相对人的违法行为定性量罚的，使行政处罚不因适用法律错误或量罚失当等原因致败诉。

2. 法律法规的正确适用

本案有一违法行为："医疗废物未分类置于专用包装物或者密闭容器内"涉及一个条例和 2 个办法的如何适用。一是国务院颁布的《医疗废物管理条例》（国务院令第 380 号），颁布日期 2003 年 6 月 16 日；二是卫生部颁布的《医疗卫生机构医疗废物管理办法》（卫生部令第 36 号），颁布日期 2003 年 10 月 15 日；三是卫生部和国家环境保护总局联合颁布的《医疗废物管理行政处罚办法》（总局令第 21 号），颁布日期 2004 年 6 月 2 日。

最高人民法院《关于审理行政案件适用法律规范问题的座谈会纪要》（法〔2004〕96 号）规定："调整同一对象的两个或者两个以上的法律规范因规定不同的法律后果而产生冲突的，一般情况下应当按照立法法规定的上位法优于下位法、后法优于前法以及特别法优于一般法等法律适用规则，判断和选择所应适用的法律规范。"以及"两个以上的国务院部门就涉及其职权范围的事项联合制定的规章规定，优先与其中一个部门单独作出的规定。"所以按照此原则，卫生部颁布的《医疗卫生机构医疗废物管理办法》（卫生部令第 36 号）就不再适用。

该案未明确交代对 B 超室执业助理医师张某出具超声影像系统诊断报告行为的处理情况，虽然案情介绍中"监督员当场制作了《现场笔录》，下达了限期整改的《卫生监督意见书》"，可理解对该行为一并进行了处理。但为了更好指导基层监督员对类似行为的处理，建议在案件评析中就张某的处理进行简要说明或讨论。

**供稿单位：**四川省资阳市卫生执法监督支队

**评析专家：**祖燕、蔡平

# 三十八、宋某未取得《医疗机构执业许可证》擅自执业案

## 【案情介绍】

2014 年 3 月 6 日，某区卫生局接到上级交办案件，师某（女）于 2014 年 2 月中旬为怀孕患者王某进行妇产科 B 超检查，并进行药物流产。2014 年 3 月 6 日患者王某因异位妊娠，失血性休克就治于某大学附属医院，诊断为异位妊娠破裂，腹腔内出血，心脏骤停复苏后重度贫血，出血性休克，并进行左输卵管部分切除，治疗后患者痊愈出院。

后经一系列调查查明，师某与其丈夫宋某共同开办无资质的诊所开展非法诊疗活动，该案案发后师某逃走，一直未找到本人。其丈夫宋某承认自 2011 年 8 月至 2014 年 3 月 6 日在某区租用民房开设诊所从事诊疗活动，该诊所未取得《医疗机构执业许可证》，宋某持有户籍地卫生厅发放的《执业助理医师资格证书》，师某未取得任何行医资质。宋某的行为违反了《医疗机构管理条例》第二十四条"任何单位或个人，未取得《医疗机构执业许可证》，不得开展诊疗活动"的规定，非卫生技术人员师某擅自执业时间超过三个月，根据《医疗机构管理条例》第四十四条和《医疗机构管理条例实施细则》第七十七条第（二）项、第（三）项对宋某进行行政处罚，罚款人民币 6000 元整。师某涉嫌非法行医致人伤害，且一直未归案，故将本案线索及所有相关材料移送公安机关。

## 【案件评析】

1. 被处罚主体认定。案发现场卫生行政部门未能找到师某本人，其丈夫宋某承认擅自开办诊所与妻子师某一起为患者开展诊疗活动。鉴于此，某区卫生局认定被处罚主体为丈夫宋某。

2. 违法事实认定。丈夫宋某承认自 2011 年 8 月至 2014 年 3 月 6 日在北京市某区租用民房开设诊所从事内科诊疗活动，妻子师某开展妇科诊疗活动，该诊所未取得《医疗机构执业许可证》，由于师某逃走，所以未能对师某进行进一步调查核实，后经患者家属照片指认、宋某弟弟等承认，证实师某在诊所内开展了非法诊疗活动，违法事实清楚，证据确凿。

3. 关于行刑衔接。患者王某在某大学附属医院诊断为异位妊娠，给予部分输卵管切除手术治疗。鉴于无法判断发生失血性休克及部分输卵管切除与师某的诊疗行为之间是否存在直接因果关系，亦无法认定此种情形是否属于《最高人民法院关于审理非法行医案件的

司法解释》（法释〔2008〕5 号）规定的"一般功能障碍"或"严重功能障碍的"，所以告知患者王某及其家属可以申请伤残鉴定，并将相关案件线索资料移动公安机关。

4. 关于法律适用问题。本案中的法律适用值得商榷。宋某与其妻共同开办无资质的诊所开展非法诊疗活动，宋某虽持有户籍地卫生厅发放的《执业助理医师资格证书》，但未注册有执业医师执业证书，不具有医师的执业资格，其非法开展诊疗活动已构成非医师行医，应依据《执业医师法》三十九条予以处罚。如果是宋某取得执业助理医师执业证书，其也构成了未经批准擅自开办医疗机构行医，按照优先适用于高位阶法律的适用原则，亦应依据《执业医师法》予以处罚。

## 【思考建议】

1. 夫妻共同经营非法行医诊所，确认被处罚主体的思考。夫妻共同经营非法行医诊所，确认被处罚主体可以有三种情形：①确定一人为诊所开办者，另一人为非法行医诊所执业人员；②夫妻二人共同作为一个被处罚主体；③作为两个被处罚主体，分别处罚。

曾有一起夫妻张某（男）、王某（女）非法行医案，是分别对其夫张某处罚过两次，对其妻王某处罚一次，第四次发现其妻王某非法行医致人死亡移送公安机关后，收到区检察院的司法建议书，称："移送涉嫌刑事犯罪案件不及时。对张某、王某非法行医行为作出第二次行政处罚决定后，并未及时将案件移送北京市公安局某分局"。要求"对涉嫌犯罪的非法行医人员应及时移送至公安机关"，"对上述问题和建议认真研究加以整改，并将整改落实情况于 30 日内书面反馈"。据此，某区检察院倾向于夫妻共同经营非法行医诊所应是以夫妻共同作为一个被处罚主体实施行政处罚。参照最高人民法院《关于适用〈中华人民共和国民事诉讼法〉若干问题的意见》第 49 条"个人合伙的全体合伙人在诉讼中为共同诉讼人"的规定，是否可以将夫妻共同非法行医的被处罚主体认定为夫妻二人。

笔者认为，三种认定被处罚主体的情形都可使用，在执法实践中应根据不同案件情况采用。如果能有一个指导意见，更有利于执法标准的统一。本案中，鉴于妻子师某逃逸，采用了第一种情形进行被处罚主体的确认。

2. 夫妻共同非法行医行政处罚次数计算的思考。由于无证行医被处罚次数涉及是否构成刑事犯罪的认定，因此如何认定共同非法行医行政处罚次数尤为关键。如何计算夫妻共同非法行医行政处罚次数。如将夫妻二人作为一个被处罚主体，实施行政处罚后，第三次发现夫妻中一人非法行医时，处罚次数如何计算？对夫妻中一人处罚两次，第三次发现另一人非法行医是否可以按照处罚两次以后再次非法行医移送公安机关？笔者认为，夫妻共同开办医疗机构开展诊疗活动，则夫妻二人已构成了共同的违法主体，只要其中一人违法，则夫妻另一人都须共同承担责任，因此只要夫妻中任何一人的非法行医被处罚次数都应计算为两人的违法次数。

3. 关于非法行医涉刑案件移送的思考。《最高人民法院关于审理非法行医刑事案件具体应用法律若干问题的解释》（法释〔2008〕5 号）第二条规定"具有下列情形之一的，应认定为刑法第三百三十六条第一款规定的'情节严重'：（一）造成就诊人轻度残疾、器官组织损伤导致一般功能障碍的；（五）其他情节严重的情形"，并明确说明了"轻度残疾、器官组织损伤导致一般功能障碍"参照卫生部《医疗事故分级标准（试行）》认定。据此规定，三级医疗事故系指造成患者轻度残疾、器官组织损伤导致一般功能障碍。本案中患者王某一侧输卵管部分切除，是否符合《医疗事故分级标准（试行）》三级丁等事故第 13 条中所列举"一侧输卵管缺失"情形，执法人员无法判定。医学会不受理非法行医所致身体健康损害的鉴定申请，患者亦未申请司法鉴定。此种情形，执法人员难以向公安机关移送非法行医涉嫌刑事犯罪案件。对于非法行医罪立案标准中的伤残鉴定，目前仍是一个有待进一步探讨的执法实践问题。

**供稿单位：**北京市通州区卫生局卫生监督所

**评析专家：**余少华、蓝小云

# 三十九、某医院未经批准、备案在登记的执业地点以外开展健康体检和妇科病诊疗活动案

## 【案情介绍】

2014 年 6 月 23 日，某县卫生局卫生监督员在日常监督检查时发现某自治区某医院体检中心徐某等 13 人在某省某县某乡政府开展健康体检和妇科病诊疗活动。某县 6 名卫生监督员现场出示行政执法证件并说明来意后展开调查。现场发现有徐某等 13 人在开展体检及妇科诊疗，有相关医疗器械：血压计 2 台、听诊器 2 付、心电图机 1 台、体检秤 1 台、超声诊断仪 1 台、妇科检查床 1 张、离心机 1 台及其他辅助设备 4 件、体检登记本 1 本、医疗科工作登记簿 1 本、某自治区某医院妇科普查情况表 20 余张。某县某乡政府职工正在现场接受健康体检。卫生监督员随即对医疗器械、设备、各种登记表进行了证据先行登记保存，并进行了现场拍照、录像取证，制作了现场笔录，对其主要工作人员徐某等 5 人和正在体检的某县某乡镇政府工作人员张某等 4 人进行了询问调查并制作了询问笔录。当场下达"立即停止执业活动"卫生监督意见书。并要求该医院提供体检邀请函和体检合同书、体检费用收据等相关材料。

经查，徐某等 13 人均为某医院职工，受医院安排，由徐某带队，到该乡开展健康体检和妇科检查，现场从事诊疗活动的人员均具有医师执业资质。该医院属于某自治区总工会下属的事业单位，法定代表人余某，该单位持有效的《医疗机构执业许可证》及《职业健康体检机构资质证书》，执业地址某市某街＊＊＊号。截至 2014 年 6 月 23 日，该单位已在某省某县境内到 4 个单位的现场对职工进行健康体检和妇科病诊疗活动，共计体检及妇科病诊疗 521 人，体检合同及某医院提供的体检费收据上标明体检费为 202945 元。

2014 年 6 月 24 日，该案经某县卫生局批准同意立案。2014 年 6 月 27 日，向当事人作出行政处罚告知，当事人放弃陈述申辩和听证权。2014 年 7 月 1 日，县卫生局依据《医疗机构管理条例》第四十四条、《健康体检管理暂行规定》第二十九条第一款、第三十条、《卫生部关于对非法采供血液和单采血浆非法行医专项整治工作有关问题的批复》卫政法〔2004〕224 号第一条第（四）项之规定，对该医院作出没收违法所得 202945 元，没收医疗器械，并处罚款 7000 元的行政处罚。该案以当事人自觉履行结案。

## 【案件评析】

这是一起医疗机构未经批准在非注册执业地址行医案。该医疗机构系某总工会下属事业单位，与4家单位签订合同，在未经卫生行政部门批准的情况下到相关单位开展健康体检和妇科诊疗活动。卫生行政部门经过立案调查，最终认定该医疗机构未经批准在登记的执业地点以外开展诊疗活动，依据《健康体检管理暂行规定》第三十条、《卫生部关于对非法采供血液和单采血浆非法行医专项整治工作有关问题的批复》（卫政法发〔2004〕224号）的规定，按照《医疗机构管理条例》第四十四条对该医疗机构予以了行政处罚。整个案件从立案到结案不足10天，事实认定清楚，适用法律正确，执法程序合法，责任追究到位，体现了办案人员良好的业务素质和较高的办案水平。

1. 证据收集及时、全面。该案查办过程中，监督员及时采取照相、录像等方式还原诊疗活动现场，采用证据先行登记保存等方式及时固定了有关物证、书证，并提取医疗机构与相关单位的体检合同书、体检费用收据、医疗机构及相关人员执业证件等材料，对现场行医人员及相关人员进行了详细询问，力争使相关证据相互印证，形成证据锁链，证实某医院异地行医的违法事实。

2. 查处迅速、到位。该案查办中办案人员思路开阔，在调查当事人违法事实和追究法律责任方面并不仅仅停留在2014年6月23日检查发现的违法行为上，而是从中挖掘线索，进一步查实到该医疗机构未经批准在本辖区内其他多地开展诊疗活动的违法事实，一并对其进行了责任追究。

## 【思考建议】

关于一个违法行为的认定问题。该案中，卫生行政部门不仅追究了当日发现的该医疗机构的违法行为，还对其未经批准在不同时间段、不同地点开展诊疗活动的行为一并进行责任追究。对这种行为应认定为"一个违法行为"还是"多个违法行为"呢？行政机关应该分别对不同时间段、不同地点的违法行为进行立案处罚，还是一次立案处罚呢？以下我们简单就此进行讨论。

《行政处罚法》第二十四条规定："对当事人的同一个违法行为，不得给予两次以上罚款的行政处罚。"这是"一事不再罚"原则在我国行政处罚法的具体体现。理解何为"同一个违法行为"，是我们准确适用"一事不再罚"的基本前提。笔者认为，同一个违法行为指同一行为人在一定时期内实施的不可分割的违法行为。一个行为人实施一个独立的违法行为，违反了一个行政法律法规的规定，产生一个法律后果，这是最为典型的"同一个违法行为"。实践中，还经常出现以下特殊情况：

1. 在违法行为被查处前，同一个行为人实施数次符合相同的违法行为构成要件的违法行为，违反了同一行政法律法规，产生数个相同的法律后果，在处罚时应认定为同一个违法行为。同一个违法行为不是指一次违法事件，可能由多次违法事件组成。对违法的次数可作为处罚时考虑的一个情节，不能对每一次违法事件分别处以罚款。毋庸置疑，该案中行为人的违法行为应认定为"同一个违法行为"。

2. 一个违法行为采取的特定手段，或者针对的特定对象，或所产生的特定结果，如果不可分割，即便违法行为违反了两个以上法律法规的规定，产生了两个以上的法律后果，在处罚时也应认定为"同一个违法行为"。如某医疗机构使用了非卫生技术人员独立开具处方，该行为既违反了《医疗机构管理条例》第二十七条，又违反了《处方管理办法》第四十三条、四十七条，但处罚时应认定为一个违法行为，即"医疗机构使用非卫生技术人员从事医疗卫生技术工作"。这是因为开具处方与非卫生技术人员从事诊疗活动这一行为不可分割。

以下行为看似一个违法行为，但实际应为数个违法行为。

1. 违法行为被查处后行为人继续实施符合相同违法行为构成要件的行为。同一个违法行为从实施至被行政机关查处即告终结。行为人如果继续实施同样性质的行为，则应认定为新的违法行为。一般来讲，这个时间节点应是行政处罚决定书送达时间，但如果责令限期整改期限未届满的，应以截止期限为准。如果在行政机关责令当事人改正期限在行政处罚决定之前，当事人不改正继续实施违法行为的，不宜作为新的违法行为进行认定，而作为处罚裁量情节加以考虑。

2. 同一行为人在同一时间段内实施的具有独立性、并非完整不可分割的违法行为，认定为数个不同的违法行为。如果涉及不同行政管理的，行政机关可分别对当事人违法行为进行处罚；如果是同一机关管辖的，可以分别裁量，合并处罚。

3. 不同行为人实施的符合相同违法行为构成要件的行为应认定为数个违法行为。同一个违法行为的实施主体只能是同一行为人，不同行为人实施的相同性质的违法行为应视为数个违法行为，应分别对行为人进行处罚。对于不同行为人为达到同一违法目的分工合作、分别实施的相同性质的违法行为，可以在立案时合并立案，但应分别对当事人进行处罚。

关于"同一个违法行为"的认定，理论界和司法界还有不少争鸣。

**供稿单位**：甘肃省庆阳市环县卫生局卫生监督所

**评析专家**：周琴、王正飞

# 四十、蔡某非法行医案

## 【案情介绍】

2014 年 8 月 3 日，某县卫生局卫生监督局收到某乡政府通报，称蔡某等人在该乡无证行医，经有关部门多次查处仍不停止违法行为。2014 年 8 月 4 日，卫生监督员张某、卢某、郭某根据乡政府提供的线索，对蔡某在某乡某街某号租用的房屋进行现场检查，发现蔡某正在租用房屋内坐诊，屋内有输液床 1 张，配液桌 1 张，玻璃药柜 2 个，放有人参健脾丸、葡萄糖等药品，有血压计、听诊器等医疗机械，病人王某正在屋内静脉输液。蔡某不能提供该场所的《医疗机构执业许可证》，也不能提供《医师资格证书》和《医师执业证书》及《乡村医生执业证书》，卫生监督员当即制作了《现场笔录》，对蔡某本人及现场患者进行询问并制作笔录，对现场药品和器械予以证据先行登记保存。随后，执法人员对该行医点进行取缔并公告。

该案经过合议，认定当事人蔡某的行为违反了《医疗机构管理条例》第二十四条的规定，依据《医疗机构管理条例》第四十四条的规定，拟作出没收《证据先行登记保存决定书》所登记物品、罚款人民币 8000 元的行政处罚。2014 年 8 月 8 日，给当事人下达《行政处罚事先告知书》，当事人拒绝签字，行政机关采取留置送达。当事人在指定期限内未进行陈述和申辩，也未申请听证，2014 年 8 月 15 日，县卫生局下达《行政处罚决定书》，当事人拒绝签字，行政机关再次采取留置送达。当事人在行政复议和行政诉讼期限内未提起行政复议和行政诉讼，亦未执行行政处罚决定，某县卫生局于 2014 年 11 月 17 日向当事人发出催告书，同样因当事人拒绝签字而采取留置送达。2014 年 12 月 1 日，县卫生局向某县人民法院申请强制执行，某县法院于 2014 年 12 月 2 日立案，并于 2014 年 12 月 16 日作出《行政裁定》，准予强制执行，本案于 2014 年 12 月 18 日结案。

## 【案件评析】

该案是一起典型的无证行医案。执法人员现场检查过程中，第一时间就对蔡某未经批准设置诊疗场所开展行医活动的相关证据进行了锁定，当场责令当事人停止违法行为并予以公告，然后按照《卫生行政处罚程序》相关要求，对蔡某非法行医进行了立案查处，查清了蔡某未取得《医疗机构执业许可证》擅自开展诊疗活动的违法事实，依法对其实施了行政处罚。该案在办理过程中，以下值得讨论：

1. 对于当事人拒绝签署法律文书的处理。同不少无证行医案件查处一样，该案办理过程中也遇到不少阻力，一是当事人拒绝在现场检查笔录、证据先行登记保存决定书上签字，监督员邀请了当地派出所民警、卫生监督协管员等作为见证人；二是在送达行政处罚事先告知书、处罚决定书及催告书时当事人拒绝签收，监督员采取了留置送达方式。三是当事人拒绝履行处罚决定，行政机关催告当事人履行义务无果，最终申请人民法院强制执行结案。本案的做法值得大家借鉴。

2. 该案办理中的瑕疵。一是非法行医涉嫌犯罪移送问题。2008 年 5 月 9 日，最高人民法院颁布《最高人民法院关于审理非法行医刑事案件具体应用法律若干问题的解释》（法释〔2008〕05 号）（以下简称《解释》）规定，非法行医被卫生行政部门行政处罚两次以后，再次非法行医的，应认定为刑法第三百三十六条第一款规定的"情节严重"。本案案卷资料中《某乡政府关于蔡某、税某违法行医的报告》显示"蔡某在 1 月 17 日、4 月 22 日、5 月 28 日因无证行医被查处过"，但后续的调查材料中没有蔡某是否已被行政处罚过两次的相关证明材料，也未进行说明。执法人员应该对蔡某是否被行政处罚过两次的问题调查清楚，以判断蔡某的行为是否已达到移送司法的标准，避免因未及时移送司法被追责的法律风险。二是对蔡某未取得《医疗机构执业许可证》开展诊疗活动的违法所得没有深入调查取证。三是个别文书书写存在不足。如《证据先行登记保存决定书》的时间是从 2014 年 8 月 8 日至 19 日，超过七日的法定期限，此外，收集的处方等书证没有经过当事人的签字确认或两名监督员签字确认。

**【思考建议】**

关于催告的时间。《中华人民共和国行政强制法》（以下称《行政强制法》）第五十四条规定："行政机关申请人民法院强制执行前，应当催告当事人履行义务。催告书送达十日后当事人仍未履行义务的，行政机关可以向所在地有管辖权的人民法院申请强制执行；执行对象是不动产的，向不动产所在地有管辖权的人民法院申请强制执行。"该条款规定了行政机关在申请强制执行前的法定程序——催告。但何时催告？法条规定却不够明确。实践中主要有两种观点和做法。

1. 行政决定送达后，法律所赋予的行政相对人行政复议权和起诉权期限尚未届满，就送达催告书。理由是：《行政强制法》规定的催告程序在申请强制执行前，并未明确不能在诉讼期内进行。因此，行政机关催告在申请强制执行前即可。若要求催告诉讼期满后，无形中推迟了行政机关的申请执行时间，不利于提高行政效率。行政强制法规定行政机关的执行期限为诉讼期满后三个月，若同时要求必须在诉讼期满后 3 个月内进行催告，则将申请执行开始之日往后推迟 10 天，影响行政机关申请强制执行权的及时行使。相反，若行政催告在诉讼期届满前进行，申请强制执行期开始之日即可提出强制执行申请。因此，为避免行政催告制度形同虚设，允许行政催告在诉讼期届满前进行，但又不宜无限制提前，而应与行政处罚决定规定的履行期限间距一定的时间，以规定在诉讼期届满前 10 日内进行为宜，以此保证行政机关在执行期开始之日即可提出强制执行申请。

2. 行政决定赋予行政相对人应享有的行政复议和行政诉讼期限届满后，行政相对人不提出行政复议或诉讼仍未履行行政处罚决定的，行政机关在强制执行申请到期前 10 日内送达催告书。其理由是：《行政强制法》第五十三条规定："当事人在法定期限内不申请行政复议或者提起行政诉讼，又不履行行政决定的，没有行政强制权的行政机关可自期限届满之日起 3 个月内，依照本章规定申请人民法院强制执行。"行政机关在法定的行政复议和提起诉讼期限尚未届满前送达催告书，虽然是在行政机关申请人民法院强制执行前，但这时行政机关相关的行政决定效力尚处在待定状态，此种情况下催告程序的启动没有任何法律意义和实际意义，而且还涉嫌剥夺行政相对人的行政救济和司法救济的权利。因此，正确启动催告程序应当是行政相对人的行政复议、诉讼期限届满之日起至法律规定行政机关申请强制执行 3 个月期限届满的 10 日前内送达催告书为宜，这样既保护了行政相对人的相关权利，行政机关执行催告程序也符合法律的规定。

笔者支持第二种观点和做法。

**供稿单位：**云南省丽江市华坪县卫生局卫生监督局

**评析专家：**周琴、王正飞

# 四十一、安某某未取得《医疗机构执业许可证》擅自从事诊疗活动案

## 【案情介绍】

2014年4月1日上午，某县卫生局三名卫生监督员对该县××镇××街××公司对面二楼"艾灸拔罐火疗调理健康馆"进行日常监督检查时发现：该馆门头挂有"艾灸拔罐火疗调理健康馆，联系人：安大夫，电话：18309652918"牌匾，白色门帘上印有"门诊"、"红十"字样。该行医场所约36平米，为内外套间，外间东西墙壁张贴有望舌诊病挂图、权健针灸经内挂图和脊柱相关疾病示意图等11张，字台上放有血压计、听诊器、人体穴位模型各1个；套间门框上标有"女火疗室，男士止步"字样，东墙边纸箱内盛放有废弃的输液器、注射器、空葡萄糖瓶等医疗废物约0.5kg，东南墙角摆放妇科检查床1张、国仁TDP治疗仪1台，南墙边放有电动吸引器、臭氧治疗仪各1台，西墙边摆放一双门柜，柜内有方盘，盘内盛放有缩宫素、酚磺乙胺注射液，柜旁还放有手提式压力蒸汽灭菌器1个。现场还查出人流包、上环包、妇科检查包、外伤缝合包、医用臭氧导气头等医疗用品。当事人安某某持有某卫校毕业证、《医师执业证书》（发证日期：2000年7月30日，注册执业地点：某县城关第二小学）、专业技术人员资格证等证书，不能出示《医疗机构执业许可证》。

卫生监督员针对检查发现的情况及时制作《现场笔录》，对现场拍照取证，收集了当事人的身份证、《医师执业证书》、毕业证等复印件，对诊疗设备、医疗器械和药品等物品进行证据先行登记保存，又分别对当事人和现场一患者进行询问，制作《询问笔录》，下达了"责令立即停止诊疗活动"的监督意见书。

2014年4月2日，该县卫生监督所对案件受理、立案，完成《案件调查终结报告》，经合议认为，当事人安某某未取得《医疗机构执业许可证》擅自开展诊疗活动的行为，违反了《医疗机构管理条例》第二十四条的规定，决定依照《医疗机构管理条例》第四十四条和《医疗机构管理条例实施细则》第七十七条的规定，予以没收违法所得400元及医疗器械、诊疗设备和药品，并处以罚款人民币2000元的行政处罚。当日卫生局向当事人送达了《行政处罚事先告知书》，当事人书面表示放弃陈述和申辩。2014年4月14日做出行政处罚决定并送达当事人，当事人即日履行行政处罚，本案结案。

## 【案件评析】

此案是一起医师未取得《医疗机构执业许可证》擅自开办诊疗场所行医案件，整个案情并不复杂，办案过程较顺利，实施处罚也未遇阻力。

该案现场笔录值得基层办理无证行医案件借鉴。该案监督员现场笔录制作非常详实、客观，采用叙述的方法，按照顺序详细描述了现场情况；内容较全面，基本涵盖非法行医基本要素，包括非法行医场所具体地址方位、室内外布局、标识标牌、现场行医者基本情况，诊疗设备、设施、药品、器械摆放及使用情况，医疗废物等；客观记录现场所采取的证据先行登记保存措施、拍摄影像资料等取证过程等。

该案中有以下问题值得讨论。

1. 面部冷敷海藻片和麦芽精认定为医疗行为证据不足。本案对现场患者的询问笔录寥寥数笔，简单地叙述了患者张某因面部长痘来找安某，安某对其采取面部冷敷海藻片和麦芽精进行处置，在安某的询问笔录中并未提及对该患者是否进行了诊断以及采取其他医学处置措施。海藻片和麦芽精并非药品，面部冷敷海藻片和麦芽精也未列入《医疗美容项目分级管理目录》，认定安某对张某实施了诊疗行为略显草率。

2. 非法所得认定不够清楚。在本案中，执法人员通过询问获知了安某"每天的平均收入10元"，而患者张某的询问中又称其每次治疗收费30元。两者询问笔录出现矛盾的情况下，监督员并未进一步调查核实，而是根据对安某的询问估算出安某非法所得为400元，如此认定非常不严谨。其实，监督员完全可以对相对人及有关人员进行补充询问，并可以通过收集门诊记录、药品进出流转单、相对人账册、患者收据等进一步查明相对人实际非法所得。

认定违法事实是否成立，要有足够的证据形成有效的证据链。证据链指一系列客观事实与物件所形成的证明链条。证据链的构成至少有如下要求：一是证据必须同案件事实存在某种联系，并且没有法律所禁止的情形，包括法律所禁止的证据形式和取证方式；二是证据能够证明案件的证明对象；三是证据之间能够相互印证，对案件事实排除了合理怀疑，也就是说通过证据的相互印证，得出的结论是排他的，是唯一的。本案中，执法人员收集到的证明相对人非法开展诊疗行为及其非法所得的证据还存在不足，相互印证不足，没有完全排除合理怀疑。

## 【思考建议】

关于医师个人未经批准开设医疗机构行医的法律适用问题。本案中当事人的违法行为是适用《中华人民共和国执业医师法》第三十九条还是适用《医疗机构管理条例》第四十四条？这是本案在法律适用中存在较大争议之处，也是卫生执法人员在查办个人无证行医案件中常常面临的困惑。

《中华人民共和国执业医师法》第三十九条规定："未经批准擅自开办医疗机构行医或者非医师行医的，由县级以上人民政府卫生行政部门予以取缔，没收其违法所得及其药品、器械，并处十万元以下的罚款；对医师吊销其执业证书；给患者造成损害的，依法承担赔偿责任；构成犯罪的，依法追究刑事责任。"《医疗机构管理条例》第二十四条规定："任何单位或者个人，未取得《医疗机构执业许可证》，不得开展诊疗活动。"《医疗机构管理条例》第四十四条规定："违反本条例第二十四条规定，未取得《医疗机构执业许可证》擅自执业的，由县级以上人民政府卫生行政部门责令其停止执业活动，没收非法所得和药品、器械，并可以根据情节处以 1 万元以下的罚款。"《执业医师法》第三十九条与《医疗机构管理条例》第四十四条对于医师未经批准（即未取得《医疗机构执业许可证》）擅自执业的违法行为，规定了不同的法律后果。如何适用法律？

首先，从两个法律规范的违法主体上看，《执业医师法》第三十九条"未经批准擅自开办医疗机构行医"的违法主体是"医师"，而《医疗机构管理条例》第四十四条的违法主体是一般主体，因此，对未取得《医疗机构执业许可证》擅自行医的医师来说，《执业医师法》是上位法，按照上位法优于下位法，特别规定优于一般规定的适用原则，对于未经批准开办医疗机构（即未取得《医疗机构执业许可证》）执业的医师应适用《执业医师法》第三十九条。其次，医师擅自开办医疗机构的目的是行医，其擅自开办医疗机构只是为了达到行医目的采用的一个方法（手段），虽然这一牵连性违法行为同时触犯了《执业医师法》和《医疗机构管理条例》，但两个法律规范规定的法律后果比较，《执业医师法》显然比《医疗机构管理条例》法律后果更重，因此，根据牵连性违法行为择一重罚处理原则，对于未经批准擅自开办医疗机构（即未取得《医疗机构执业许可证》）行医的医师，应适用《执业医师法》第三十九条。所以，该案适用《执业医师法》第三十九条更为妥当。

但该案处理中，办案人员考虑到所调查收集的证据主要指向是行为人没有取得《医疗机构执业许可证》非法设立了诊疗场所。《卫生部关于对医疗市场监督执法中有关法律适用问题的批复》（卫政法发〔2005〕81 号）对此有明确规定："对个人未取得医疗机构执业许可证非法设立诊疗场所进行医疗活动的行为，可以根据《医疗机构管理条例》第四十四条的规定，进行处罚。"所以，选择适用了《医疗机构管理条例》，笔者建议，在办理类似案件中，在行政处罚决定书中援引上述批复，可能会使案件处理更具有说服力。

**供稿单位：** 宁夏回族自治区中卫市中宁县卫生监督所
**评析专家：** 周琴、王正飞

# 四十二、农某师某某团付某某某内科诊所拒不校验《医疗机构执业许可证》等案

## 【案情介绍】

2013 年 12 月 10 日 18 时 10 分至 25 分，第某师卫生局卫生监督员在农某师某某某团付某某某内科诊所检查时发现，该诊所工作人员刘某某正在为 1 名病人进行静脉输液治疗，刘某某未能出示医师执业证书、医师资格证书、护士执业证书。卫生监督所当日受理该案并立案。经调查发现：农某师某某某团某某某内科诊所曾于 2011 年 8 月 3 日因使用非卫生技术人员刘某某受到过行政处罚。该诊所医疗机构执业许可证效期为 2011 年 1 月 4 日至 2015 年 1 月 4 日，至检查当日一直未进行《医疗机构执业许可证》校验。2012 年 1 月 12 日和 5 月 18 日师卫生局已两次督促该诊所限期申请补办医疗机构执业许可证校验手续并下达卫生监督意见书，但该诊所一直拖延未予办理。

经审查，农某师某某某团付某某某内科诊所的行为违反了《医疗机构管理条例》第二十二条、第二十八的规定。按照《医疗机构管理条例》第四十五条、第四十八条的规定予以处罚。合议建议予以吊销"医疗机构执业许可证"并罚款 3000 元人民币的行政处罚。2014 年 1 月 3 日送达了《行政处罚事先告知书》，告知当事人有要求听证的权利。当事人书面放弃了听证权利，2014 年 1 月 16 日，送达了《行政处罚决定书》。当事人收到《行政处罚决定书》后自觉交纳了罚款，关闭了诊所。卫生局收回《医疗机构执业许可证》正、副本。本案结案。

## 【案件评析】

本案是一起因医疗机构拒不校验《医疗机构执业许可证》而被行政部门吊销许可证件的案例。卫生监督员通过现场查验该个体诊所的《医疗机构执业许可证》、对该诊所负责人进行询问、查阅卫生行政部门对该医疗机构下达的卫生监督意见书等，查明了该诊所存在拒不校验《医疗机构执业许可证》的违法事实，依据《医疗机构管理条例》相关规定吊销了该诊所的《医疗机构执业许可证》。这种因拒不校验医疗机构执业许可证被吊销证件的处罚案件在卫生行政执法办案中为数不多见。本案中以下问题值得探讨。

1. 关于拒不校验《医疗机构执业许可证》的行政处理。医疗机构校验是指卫生行政部门依法对医疗机构的基本条件和执业状况进行检查、评估、审核，并依法作出相应结论的

过程。《医疗机构管理条例》第二十二条规定："床位不满 100 张的医疗机构，其《医疗机构执业许可证》每年校验一次；床位在 100 张以上的医疗机构，其《医疗机构执业许可证》每 3 年校验一次。校验由原登记机关办理。医疗机构应当于检验期满前三个月向登记机关申请办理检验手续。"对于拒不校验的，卫生计生行政部门可以依法采取以下措施：一是按照《医疗机构管理条例》第四十五条进行处理，即"违反本条例第二十二条规定，逾期不校验《医疗机构执业许可证》仍从事诊疗活动的，由县级人民政府卫生行政部门责令其限期补办校验手续；拒不校验的，吊销其《医疗机构执业许可证》。"二是按照《医疗机构校验管理办法（试行）》第十条处理，即"医疗机构不按规定申请校验的，登记机关应当责令其在 20 日内补办申请校验手续；在限期内仍不申请补办校验手续的，登记机关注销其《医疗机构执业许可证》。"由上可知，对于医疗机构逾期不校验的，卫生计生行政部门有提醒相对人限期申请补办校验手续的义务，对于拒不校验或超过限期不申请补办校验的，行政机关可以采取吊销执业许可的处理方式，也可以采用注销许可的处理方式。所不同的是，吊销执业许可是行政处罚，注销许可不是行政处罚。本案中，卫生计生行政部门采用的是行政处罚的处理方式。

2. 关于医疗机构使用非卫生技术人员从事护理活动的法律适用。卫生技术人员是指按照国家有关法律、法规和规章的规定取得卫生技术人员资格或者职称的人员。我国对卫生技术人员管理主要依据《中华人民共和国执业医师法》、《护士条例》、《卫生技术人员职务试行条例》等，其中，对医师、护士实行执业注册管理，要求取得执业证书，对药学人员实行执业注册或按职称管理，其他技术人员实行职称管理。对于医疗机构使用未取得资格或职称人员从事医疗卫生技术活动的，《医疗机构管理条例》做出了禁止性规定，并设定了相应罚则。本案中，刘某某从事打针、静脉输液等属于医疗卫生技术活动，卫生行政部门认定该医疗机构使用了非卫生技术人员从事医疗卫生技术活动，其行为违反了《医疗机构管理条例》第二十八条，即"医疗机构不得使用非卫生技术人员从事医疗卫生技术工作。"按照《医疗机构管理条例》第四十八条的规定对该诊所作出了罚款 3000 元人民币的行政处罚。虽然，刘某某没有取得医师或护士执业资格，属于非卫生技术人员无可厚非，但在适用法律时不能只注意《医疗机构管理条例》相关规定，还要注意《护士条例》的相关规定。《护士条例》第二十一条规定："医疗卫生机构不得允许下列人员在本机构从事诊疗技术规范规定的护理活动：（一）未取得护士执业证书的人员……"，第二十八条规定："医疗卫生机构有下列情形之一的，由县级以上地方人民政府卫生主管部门依据职责分工责令限期改正，给予警告；逾期不改正的，根据国务院卫生主管部门规定的护士配备标准和在医疗卫生机构合法执业的护士数量核减其诊疗科目，或者暂停其 6 个月以上 1 年以下执业活动……。（二）允许未取得护士执业证书的人员或者允许未依照本条例规定办理执业地点变更手续、延续执业注册有效期的护士在本机构从事诊疗技术规范规定的护理活动的。"本案相关证据均指向刘某某仅从事了打针、静脉输注等护理活动，没有其从事医师等其他医疗技术活动的相关证据，因此，认定该诊所使用了未取得护士执业证书的人员从事护理活动更为恰当。《护士条例》是专门针对护士管理的特别规定，相对《医疗机构管理条例》又是新法，所以，对于医疗机构使用非卫生技术人员从事护士工作的应优先适用《护士条例》进行处罚。

## 【思考建议】

关于吊销与注销。

1. 吊销是行政机关基于被许可人取得行政许可后有严重违法行为时采用的一种较为严厉的行政处罚，是对被许可人从事某种特定权利的消灭。适用前提是被许可人取得行政许可后有严重违法行为。吊销行政许可，只能由法律、法规设定。行政机关作出吊销行政许可的决定前，应当告知被处罚人有要求听证的权利，被处罚人要求听证的，行政机关应当组织听证。

2. 注销是基于某种特定客观事实的出现从而导致行政许可失效的情形。适用前提是特定客观事实的出现。适用情形包括：①行政许可有效期限届满未延续；②赋予公民特定资格的行政许可，该公民死亡或者丧失行为能力；③法人或者其他组织依法终止；④行政许可依法被撤销、撤回，或者行政许可证件依法被吊销；⑤因不可抗力导致行政许可事项无法实施；⑥法律、法规规定的应当注销行政许可的其他情形。注销行政许可，行政机关应当说明理由，收回行政许可证件或者予以公告。

根据医疗相关法律法规规定，注销医疗机构执业许可证的情形主要包括：医疗机构因合并而终止；个体行医的公民死亡或者丧失行为能力的；医疗机构迁出管辖区的；医疗机构执业许可有效期届满未延续；除改、扩、迁建以外的原因停业 1 年以上；医疗机构执业许可证被吊销、撤销、撤回；超过校验期经责令限期校验不提请校验的；暂缓校验后未通过校验；暂缓校验期间擅自开展诊疗活动、发布医疗广告和医疗服务信息以及省级卫生行政部门规定的其他情形等。

**供稿单位：**新疆生产建设兵团第七师卫生局卫生监督所

**评析专家：**周琴、王正飞

# 四十三、某医院超出审核同意范围提供互联网
# 医疗保健信息服务案

## 【案情介绍】

2014 年 9 月 22 日，某省卫生厅卫生监督局收到群众信件，举报某医院网站（www.XXXX.com）违规发布互联网医疗保健信息，某省卫生厅于 2014 年 9 月 24 日受理并立案调查此案。

1. 该院发布的互联网医疗保健服务信息，宣传内容包括：①"通过 JCI 国际医院认证标准"、"亚洲微创手术中心（AITS）合作机构"、"上海 18 家三甲医院 20 位权威男科专家"、"性功能障碍诊疗中心"。②"有效延长性生活时间"、"实现阴茎的有效勃起"、"韩式微雕包皮环切术"、"阴茎深静脉结扎术"、"阴茎勃起微创植入术"；"法国爱能性功能康复"等。涉嫌广告宣传医疗技术、诊疗方法、疾病名称、药物；利用患者、卫生技术人员、医学教育科研机构及人员以及其他社会社团、组织名义、形象作证明；法律、行政法规规定禁止的其他情形。

2. 未在网站主页标明审核同意书或者审核同意书编号。

3. 超出审核同意范围发布互联网医疗保健服务信息。

卫生执法人员现场制作了《现场笔录》（2014.9.22）、《询问笔录》（2014.9.22）；提取经该院确认的 2014 年 9 月 22 日该医院网站网页复印件 10 页；提取《医疗机构执业许可证》正副本复印件、《互联网医疗保健信息服务审核同意书》复印件卫网审〔2012〕第 048 号、《医疗广告审查证明》医广〔2014〕第 06-09-1 号、《医疗广告成品样件表》复印件各 1 份。某省卫生厅以该医院违法发布医疗广告的行为违反了《互联网医疗保健信息服务管理办法》第十二条第一款、第三款、第十三条、第十七条的规定，按照《互联网医疗保健信息服务管理办法》第二十四条第（一）项、第（三）项、第（四）项的规定，拟给予某医院罚款人民币 5000 元的行政处罚，同时责令其立即改正违法行为。卫生计生行政机关于 2014 年 11 月 27 日下达《行政处罚事先告知书》，该医院放弃陈述申辩，2014 年 12 月 1 日省卫生厅作出上述处罚决定并送达《行政处罚决定书》，该医院自觉履行该行政处罚决定。

## 【案件评析】

1. 违法事实认定。本案经办人员认定该医院存在如下违法事实：①发布互联网医疗保

健虚假信息。②未在网站主页标明审核同意书或者审核同意书编号。③超出审核同意范围发布互联网医疗保健服务信息。根据本案情况分析，发布互联网医疗保健虚假信息与超出审核同意范围发布互联网医疗保健服务信息是一个行为的两种表象，他们之间存在想象竞合，应当认定一个违法事实。本案以认定其存在"发布互联网医疗保健虚假信息"为妥。这样可从三个违法事实调整为两个违法事实。

2. 法律适用。本案经办人员认定当事人发布互联网医疗保健虚假信息违反了《互联网医疗保健信息服务管理办法》第十二条第一款、第三款、第十三条的规定，其适用第十二条第一款、第三款具有合法性，而适用十三条："发布医疗广告，必须符合《医疗广告管理办法》的有关规定。应当注明医疗广告审查证明文号，并按照核准的广告成品样件内容登载。不得夸大宣传，严禁刊登违法广告。"则不够准确，建议适用《医疗广告管理办法》第七条"医疗广告的表现形式不得含有以下情形：（三）宣传治愈率、有效率等诊疗效果的；（六）利用患者、卫生技术人员、医学教育科研机构及人员以及其他社会社团、组织的名义、形象作证明的"，以作为对《互联网医疗保健信息服务管理办法》第十二条第一款"互联网医疗保健信息服务内容必须科学、准确，必须符合国家有关法律、法规和医疗保健信息管理的相关规定。"的具体解释或者说明。

依照上述阐述，本案处罚依据条款可以删除《互联网医疗保健信息服务管理办法》第二十四条第（一）项，调整为依据《互联网医疗保健信息服务管理办法》第二十四条第（三）项；第（四）项的规定依法作出相应的行政处罚决定。

## 【思考建议】

本案是一起典型的违规发布互联网医疗保健信息的案件，属于违规发布互联网医疗保健信息常见类型。随着互联网在社会广泛运用，互联网成为了医疗广告最快、最新、成本最低的传播方式。《卫生部关于进一步加强医疗广告管理的通知》（卫医发〔2008〕38 号），要求各级卫生行政部门切实履行法定职责，积极开展医疗广告监测，逐步建立和完善医疗广告监测制度，采取有效手段，重点对地方都市生活类报刊、电视台以及互联网等医疗广告发布频次较高的媒介进行定期定量监测。对监测到的发布违法医疗广告的医疗机构要依法处理，对有关媒体要及时移送相关主管部门。但是按照 2015 年 9 月 1 日实施的《中华人民共和国广告法》第四十九条：工商行政管理部门履行广告监督管理职责，完善监测措施，及时发现和依法查处违法广告行为。工商行政管理部门负责广告监测职责，并对互联网违法发布医疗广告的行为实施行政处罚；只有医疗机构违法发布医疗广告行为属于情节严重的，工商行政管理部门将案件移送卫生计生行政部门依法处理。卫生计生行政部门可依据《中华人民共和国广告法》第五十五条或者五十八条之规定，依法吊销其诊疗科目或者吊销医疗机构执业许可证。现在，国家卫生计生委需要重新修订《医疗广告管理办法》、《互联网医疗保健信息服务管理办法》，避免下位法与上位法发生抵触。各级卫生计生行政部门应依法履行广告监管的法定职责，依法行政，避免越权执法。

2015 年 10 月国务院印发《关于第一批取消 62 项中央指定地方实施行政审批事项的决定》，取消了"互联网医疗保健信息服务审核"这项行政审批事项。

**供稿单位：**云南省卫生厅卫生监督局

**评析专家：**王正飞、周琴

# 四十四、米某擅自开办医疗机构行医案

## 【案情介绍】

2014年1月8日，某区卫生监督所接群众举报：米某无《医疗机构执业许可证》在某区的家中给人看病。当即派人进行检查，发现行医点在"民宅"内，而米某拒绝开门。2014年1月9日，某区卫生监督所启动打击非法行医联动机制，及时与辖区街道和派出所联系，联合派员进行综合执法。在公安机关的配合下，卫生执法人员现场查获米某正在"民宅"内为病人廖某和李某进行输液治疗，发现有开展诊疗活动用的药品、器械以及开展诊疗活动后产生的医疗废物等物品。卫生执法人员当场对米某下达了《卫生监督意见书》，责令其立即停止非法诊疗行为。经立案后调查，米某未取得《医疗机构执业许可证》，其所持有的《医师资格证书》和《医师执业证书》执业类别为：公共卫生（米某已经退休）。米某在行医时未开具处方和费用收据，现场检查时米某未收取廖某和李某的诊疗费，米某被询问时不承认此前曾经开展医疗活动、不承认收取诊疗费用。案件调查终结后，卫生执法人员认为米某未取得《医疗机构执业许可证》擅自开展诊疗活动，违反了《中华人民共和国执业医师法》第十四条的规定，建议依据《中华人民共和国执业医师法》第三十九条，给予米某：①没收诊疗用药品、器械；②罚款伍仟元整的行政处罚。经当地卫生行政部门负责人审批，依法作出上述处罚决定，并及时送达米某。米某自觉履行处罚决定。

## 【案件评析】

1. 法律适用。根据本案查明的违法事实：米某未取得医疗机构执业许可证非法设立诊疗场所进行医疗活动，根据当事人的具体情况，可依据《中华人民共和国执业医师法》或者《医疗机构管理条例》依法实施行政处罚决定。

（1）比较简单的处理方式就是按照《卫生部关于对医疗市场监督执法中有关法律适用问题的批复》（卫政法发〔2005〕81号）精神，认为米某违反了《医疗机构管理条例》第二十四条"任何单位或者个人，未取得《医疗机构执业许可证》，不得开展诊疗活动。"的规定，按照《医疗机构管理条例》第四十四条"违反本条例第二十四条规定，未取得《医疗机构执业许可证》擅自执业的，由县级以上人民政府卫生行政部门责令其停止执业活动，没收非法所得和药品、器械，并可以根据情节处以1万元以下的罚款。"的规定实施行政处罚。

（2）本案当事人米某具有执业医师资格，但是其执业类别是公共卫生，依照《医疗机构管理条例实施细则》八十一条第二款"医疗机构使用卫生技术人员从事本专业以外的诊疗活动的，按使用非卫生技术人员处理。"精神，本案中，米某"视为非医师"，其违反《中华人民共和国执业医师法》第十四条第二款"未经医师注册取得执业证书，不得从事医师执业活动。"的规定（根据《中华人民共和国执业医师法释义》，第十四条第二款是非医师行医的违法条款），依据《中华人民共和国执业医师法》第三十九条"未经批准擅自开办医疗机构行医或者非医师行医的，由县级以上人民政府卫生行政部门予以取缔，没收其违法所得及其药品、器械，并处十万元以下的罚款；对医师吊销其执业证书；给患者造成损害的，依法承担赔偿责任；构成犯罪的，依法追究刑事责任。"的规定对米某实施行政处罚。

从案件实际分析，其法律适用虽然具有一定道理，但是与本案查明的违法事实：米某未取得医疗机构执业许可证非法设立诊疗场所进行医疗活动，则不具有一致性。即有违法律适用的三段论推理逻辑，大前提"非医师行医"与小前提"米某未取得医疗机构执业许可证非法设立诊疗场所进行医疗活动"不一致，导致法律适用错误。

（3）本案当事人米某具有执业医师资格，其未取得医疗机构执业许可证非法设立诊疗场所进行医疗活动，违反了《中华人民共和国执业医师法》第十九条第一款"申请个体行医的执业医师，须经注册后在医疗、预防、保健机构中执业满五年，并按照国家有关规定办理审批手续；未经批准，不得行医。"的规定，可依据《中华人民共和国执业医师法》第三十九条予以处罚。

本案既可适用于《医疗机构管理条例》，也可适用于《中华人民共和国执业医师法》。《医疗机构管理条例》是规范医疗机构开展诊疗行为的法律，其强调的是医疗机构的法律责任，当然这个医疗机构是单位（法人或者其他组织）还是个人开设的，应当由擅自开设医疗机构的单位（法人或者其他组织）或者个人承担其相应的法律责任；而《中华人民共和国执业医师法》是规范执业医师诊疗行为的法律，其强调的是执业医师或者非医师个人的法律责任，并由其本人承担相应的法律责任。

2. 证据。本案相关证据有：对米某非法行医点进行检查时制作的《现场笔录》和现场拍摄的录像资料；对米某所作的《询问笔录》和对患者廖某、李某所作的《询问笔录》；辖区派出所提供的米某身份证明；米某提供的《医师资格证书》、《医师执业证书》复印件；现场封存米某开展诊疗活动用的药品和器械等。尽管现场没有查到当事人米某开具的处方、收据、门诊日志和病历等书证，米某也没有主动提供相应书证，但是根据执法人员已经取得的上述证据，基本能够形成认定米某擅自行医的证据锁链，且证据充分。

3. 行政裁量。《中华人民共和国执业医师法》第三十九条规定：未经批准擅自开办医疗机构行医或者非医师行医的，由县级以上人民政府卫生行政部门予以取缔，没收其违法所得及其药品、器械，并处十万元以下的罚款；对医师吊销其执业证书；给患者造成损害的，依法承担赔偿责任；构成犯罪的，依法追究刑事责任。

根据《重庆市卫生行政部门行使行政处罚自由裁量权基准》规定：非法行医时间不到三个月，应处 1 万元以下的罚款。由于本案没有查到其门诊日志等相关书证，没有明确的线索或者依据来确认米某的具体行医时间，无法查实违法所得，故对米某作出罚款伍仟元的行政处罚，符合行政裁量要求。

## 【思考建议】

1. 卫生监督约谈。卫生监督约谈是行政执法机关根据发现的违法情形约谈管理相对人，宣传相关卫生法律法规，明确告知其存在的违法事实和可能造成的危害以及依法应承担的法定义务，这是当前卫生监督机构的一个创新之处和人性化的做法。作为一种日常管理方式，它对于强化卫生监督执法工作和警示管理相对人、消除和避免不良后果的发生起到了积极的作用。本案执法人员在送达《卫生行政处罚事先告知书》后，对米某进行了卫生监督约谈，告知其依法应当履行的义务和享有的权利，起到了教育与惩戒的目的。

2. 关于进入"民宅"内监督执法讨论。我国《宪法》第十三条规定：公民的合法的私有财产不受侵犯。我国司法机关专门设立了"非法搜查罪"，禁止国家机关工作人员利用职权非法搜查公民住宅，以防公民合法的私有财产受到侵犯。像本案米某的这个行医点在"民宅"内，对其进行监督检查就存在"擅闯民宅"风险。现在全国各地基本形成了打非联动机制，根据《公安机关办理行政案件程序规定》第六十八条：对与违法行为有关的场所、物品、人身可以进行检查。检查时，人民警察不得少于二人，并应当出示工作证件和县级以上公安机关开具的检查证。对确有必要立即进行检查的，人民警察经出示工作证件，可以当场检查；但检查公民住所的，必须有证据表明或者有群众报警公民住所内正在发生危害公共安全或者公民人身安全的案（事）件，或者违法存放危险物质，不立即检查可能会对公共安全或者公民人身、财产安全造成重大危害。由于医疗行为可能会对公民人身安全造成重大危害，因此，公安执法人员对行医者住宅进行检查具有合法性。当然，打非工作已经进入常态，而且公安执法人员不可能时时刻刻参与打非活动，这需要我们卫生监督执法人员结合日常生活经验，判断某建筑物内是行医场所还是生活场所，对行医场所应当理直气壮地开展执法检查，不必缩手缩脚；对行医场所与生活场所混合的，要合理规避"硬闯"，尽可能地避免侵犯其个人隐私或者生活空间。在书写卫生行政执法文书时，出现"某家"、"某住宅"或者"在某家中"的语句或者词汇等时，需要加上街道门牌号码。

**供稿单位：**重庆市巴南区卫生和计划生育委员会综合监督执法局

**评析专家：**王正飞、周琴

# 四十五、某医院未按照规定对受检者邻近照射野的
# 敏感器官和组织进行屏蔽防护案

## 【案情介绍】

某县卫生局卫生执法人员 2014 年 2 月 20 日在某医院日常监督检查时发现：在该院专科楼一楼放射科 DR 控制室内见一名工作证上显示叫李某的医师正在为 DR 机房内一名女性受检者进行胸部摄影，现场未查见对该受检者邻近胸部的敏感器官和组织进行屏蔽防护，卫生执法人员现场就检查情况拍照 2 张，并制作《现场笔录》1 份。

该案件受理、立案后，案件承办人分别对该院现场陪同检查人蒋某及涉案医师李某进行了调查询问，并分别制作《询问笔录》各 1 份，同时调取了该院《医疗机构执业许可证》正副本复印件各 1 份，《事业单位法人证书》正副本复印件各 1 份，《放射诊疗许可证》正副本复印件各 1 份，该院李某医师《医师执业证书》、《放射工作人员证》及《居民身份证》复印件各 1 份，法定代表人杨某《居民身份证》复印件 1 份、《法人授权委托书》原件 1 份、被委托人蒋某《居民身份证》复印件 1 份。

通过以上调查证明，2014 年 2 月 20 日该医院放射工作人员李某在为受检者何某进行 DR 胸部摄影时，未按照规定对其邻近胸部的敏感器官和组织使用个人防护用品的事实。该院存在放射诊疗工作人员对受检者进行医疗照射时，未对受检者邻近照射野的敏感器官和组织进行屏蔽防护的违法行为，违反了《放射诊疗管理规定》第二十五条的规定，依据《放射诊疗管理规定》第四十一条第（二）项的规定，行政机关给予该医院：警告、并处 2000 元罚款的行政处罚。该院对处罚决定无异议并完全履行。本案于 2014 年 2 月 26 日结案。

## 【案件评析】

该案违法事实清楚，证据确凿，程序合法，适用法律准确。行政处罚采用说理式执法文书，有理有据，是一起典型的放射工作人员对受检者进行医疗照射时，未对受检者邻近照射野的敏感器官和组织进行屏蔽防护的案例，本案在证据收集和法律适用方面值得探讨。

1. 证据收集。本案执法人员制作的现场笔录客观具体，形象地还原了检查现场状况，同时还拍摄了照片对现场情况进行固定。在调查过程中，办案人员对涉案医师李某及该院委托责任人蒋某进行了询问，对现场检查情况进一步核实确认，使证据得到相互印证，形

成证据链。但通过仔细分析所调取的证据资料会发现，本案忽略了违法行为所涉及的相关物证或书证的收集，如本案《现场笔录》中描述的受检者何某的《某县医院 X 线检查申请单》、受检者何某的"X 线片"、"诊断报告单"等证据资料。再如医院按要求配备了个人防护用品是查办此类案由的前提，医院配备个人防护用品的事实应当有充分的证据来证明，但本案执法人员在制作《现场笔录》时没有对这一关键事实进行描述，现场也没有收集个人防护用品的物证，而仅在询问笔录中提及，致使无客观证据证明医院已为受检者配备了相应的防护用品的事实。

2. 法律适用。行政机关对本案违法事实定性为该院在 X 射线影像诊断过程中未按照规定对受检者邻近照射野的敏感器官和组织进行屏蔽防护，认定该违法行为违反了《放射诊疗管理规定》第二十五条规定，依据《放射诊疗管理规定》第四十一条第（二）项的规定予以处罚。在类似的行政处罚案件办理过程中对违法行为在法律适用上有一定争议。一种意见认为：在 X 射线影像诊断过程中未按照规定对受检者邻近照射野的敏感器官和组织进行屏蔽防护的行为同时违反了《放射诊疗管理规定》第九条第（三）项的规定和第二十五条的规定；另一种意见认为：对在 X 射线影像诊断过程中未按照规定对受检者邻近照射野的敏感器官和组织进行屏蔽防护的行为应认定其违反了《放射诊疗管理规定》第二十五条的规定更为准确。

本案中该院已为受检者配备了防护用品，但未给受检者使用。虽然《放射诊疗管理规定》第九条规定"医疗机构应当按照下列要求配备并使用安全防护装置、辐射检测仪器和个人防护用品：……"但在第九条第（三）项规定中仅是规定"介入放射学与其他 X 射线影像诊断工作场所应当配备工作人员防护用品和受检者个人防护用品"，其强调的是"配备防护用品"，与本案违法事实"未使用防护用品"不相符。而《放射诊疗管理规定》第二十五条明确规定了放射诊疗工作人员对患者和受检者进行医疗照射时，遵守的照射原则和防护要求，对受检者邻近照射野的敏感器官和组织进行屏蔽防护，即使用防护用品对受检者进行防护，所以执法人员对违反条款的适用是准确的。

## 【思考建议】

1. 注重证据收集的完整性和关联性。证据是案件事实证明的依据，证据应充分、确凿，有说服力。在案件查处中不能认为有《现场笔录》，有影像资料、涉案人员《询问笔录》等证人证言就算证据完整，而忽略涉案其他书证和物证的收集调取。在证据资料中，物证是查明案件事实的有效手段，是检验鉴别其他证据真实性、可靠性的客观依据，它是以物质的存在方式证明案件事实，具有较强的稳定性和可靠性。书证是以其在客观载体上记载、表述的思想内容来证明案件事实的，具有表示明确、具体、形象的特点。因此，在案件办理相关证据收集过程中，证据之间应做到互相衔接，相互印证，协调一致，形成一个完整的证据锁链。

2. 以国家标准、规范为技术依据，准确认定违法事实。放射卫生防护标准是我国卫生法制建设的重要组成部分，是放射卫生监督执法不可或缺的重要技术依据。卫生执法人员在监督执法办案过程中应依据相关标准、规范准确定性某些违法行为。该案件在对违法事实的认定方面缺少标准、规范的支撑，对邻近照射野敏感组织和器官没有具体客观描述，如果在事后涉及行政复议或行政诉讼，可能需要证明或提供依据，说明什么是本案中所阐述的邻近照射野敏感组织和器官等问题。在办案过程中可引用国家标准《医用 X 射线诊断受检者放射卫生防护标准》（GB 16348-2010）作为案件中违法事实认定的技术支撑和依据。《医用 X 射线诊断受检者放射卫生防护标准》对 X 射线诊断中受检者的防护原则和基本要求作了明确阐述，在"标准"防护最优化 6.6 规定："应根据投照方向恰当选择受检者体位，应尽量使受检者采取正片的体位。注意对受检者的非投照部位进行屏蔽防护，避免非检查部位受到有用线束的照射，以减少眼睛、甲状腺、乳腺、活性骨髓、卵巢等放射敏感部位的受照。"上述内容很好的说明了邻近照射野、哪些是敏感组织和器官。通过引用《医用 X 射线诊断受检者放射卫生防护标准》对《放射诊疗管理规定》二十五条规定提及"邻近照射野、敏感组织和器官"明确定义，从而进一步对该案违法行为进行定性，做到有的放矢，依据充分。

　　**供稿单位：**四川省绵阳市三台县卫生执法监督大队
　　**评析专家：**石岩、林俊贤

# 四十六、某医院未取得放射诊疗许可从事放射诊疗工作案

## 【案情介绍】

2014 年 6 月 11 日，某市卫生局卫生监督员在某医院进行日常监督检查时发现：在该医院放射诊疗场所 DR 室内放置有型号为 Xplorer1600 的 DR 一台，在该医院 DR 控制室桌上放置有一份《某医院影像科工作量登记表》，右边标注有"2014 年 6 月"字样，并且该单位现场不能出示《放射诊疗许可证》。卫生监督员当场制作了现场笔录，同时调取了该案的其他相关证据。2014 年 6 月 12 日该案受理，2014 年 6 月 14 日经负责人审批同意立案。卫生监督员进一步对该案开展调查，证明该医院未取得放射诊疗许可从事放射诊疗工作。2014 年 6 月 15 日，该案调查终结。

以上违法事实的证据包括有现场笔录 1 份；该院主要负责人刘某询问笔录 1 份；2014 年 6 月 11 日贾某询问笔录 2 份；《医疗机构执业许可证》正副本复印件 1 份；《组织机构代码证》复印件 1 份；某医院法人授权委托书 1 份；法定代表人张某身份证复印件 1 份；贾某身份证复印件 1 份；主要负责人刘某身份证复印件 1 份；某医院影像科工作量登记表复印件 1 份；《卫生监督意见书》1 份；某医院关于卫生监督意见的整改报告 1 份；现场拍摄照片 3 张。

2014 年 6 月 16 日，某市卫生局经合议后认为该单位行为违反了《放射诊疗管理规定》第十六条第二款的规定，依据《放射诊疗管理规定》第三十八条第（一）项的规定，给予该单位警告，并处罚款人民币 1200 元整，同时责令立即改正违法行为。2014 年 8 月 26 日，行政处罚事先告知书送达当事人，当事人自愿放弃陈述和申辩，放弃听证；2014 年 8 月 27 日，行政处罚决定书送达当事人；2014 年 9 月 25 日，当事人自觉缴纳罚没款，该案结案。

## 【案件评析】

1. 准确认定违法主体。根据某院提供的《中华人民共和国组织机构代码证》及《医疗机构执业许可证》复印件，本案认定违法责任主体为某医院符合相关法律法规的要求。

2. 严谨认定"该院已使用 DR 开展放射诊疗工作"的事实。卫生监督员在该医院现场监督检查时发现：放射诊疗场所 DR 室内放置有型号为 Xplorer1600 的 DR 一台，现场未见正在使用该设备开展放射诊疗工作，但在该医院 DR 控制室桌上发现有一份《某医院影像

科工作量登记表》（以下简称登记表），登记表右边标注有"2014 年 6 月"字样，登记表中记载有片号从 20140607002－20140610004 的登记号。虽然卫生监督员在现场检查时并没有发现对患者或受检者进行检查，但通过现场笔录、登记表复印件、现场拍摄照片等证据，结合询问笔录中当事人对违法事实的自认，认定该院已使用 DR 开展放射诊疗工作。

3. 准确定性违法事实，依法作出行政处罚。卫生监督员在监督检查中发现放射诊疗场所中 DR 机房内有一台 DR 后，立即对该机在该医院成立以来是否使用进行查实，该院为新办医院，在有充分证据证明 DR 在近期用于对患者或受检者进行过放射诊疗工作后，卫生监督员要求该院出示《医疗机构执业许可证》和《放射诊疗许可证》。提供的《医疗机构执业许可证》诊疗科目中登记有医学影像科，但该院无法出示《放射诊疗许可证》。结合该院负责人刘某和医学影像科主任贾某的询问笔录，本案最后认定"某医院未取得放射诊疗许可从事放射诊疗工作"的违法事实成立，违反了《放射诊疗管理规定》第十六条第二款的规定，行政机关依据《放射诊疗管理规定》第三十八条第（一）项的规定给予行政处罚。

## 【思考建议】

未取得放射诊疗许可从事放射诊疗工作违法行为是放射卫生行政处罚案件中较为常见的违法行为之一，主要原因是医疗机构放射卫生法律意识淡薄。这些医疗机构往往不重视职业病防治的前期预防工作，没有按照法律规定对新、改、扩建放射诊疗建设项目进行职业病危害放射防护预评价和控制效果评价，未经竣工验收，因此建议在此类案件查处过程中应对放射诊疗建设项目卫生审查情况进行全面调查，依法履职，从源头上查处违法行为。

**供稿单位：**四川省雅安市卫生执法监督支队

**评析专家：**石岩、林俊贤

# 四十七、某医院超出批准范围从事放射诊疗工作案

## 【案情介绍】

2014年9月10日，卫生监督员对某市某医院放射科进行监督检查。检查发现：①该单位持有《医疗机构执业许可证》，核准的诊疗科目包含医学影像科；《放射诊疗许可证》核准的许可项目为X射线影像诊断，其副本上核准登记医用X射线机一台，机器型号：HF51-3A。②在放射科现场查见CT一台，机器型号：prospeed AI，但《放射诊疗许可证》副本的射线装置明细内未登记该设备。③现场查见放射科申请单1份（患者印某）、会诊报告2份（患者印某和李某）。经对放射科工作人员冯某调查，该CT于2014年5月投入使用，截止调查时已为约120名病人进行CT诊断。

据此，行政机关认为该医院涉嫌超出批准范围从事CT放射诊疗工作，于2014年9月16日立案并展开进一步调查。2014年9月19日，该医院委托张某接受调查，该CT为其他医院（某人民医院）采购后放在本单位使用，未进行放射诊疗许可证的变更登记，已开展约120例放射诊疗工作。在CT机的具体使用上，该医院放射科人员根据需要填写申请单后联系某人民医院来进行CT机操作，将放射图像借助网络传至某人民医院诊断，诊断后再将诊断结果传回该医院。经合议后，行政机关认定，该医院超出批准范围从事放射诊疗工作的行为违反了《放射诊疗管理规定》第十七条第二款、第三款的规定，依据《放射诊疗管理规定》第三十八条第（三）项的规定，决定给予警告，罚款人民币3000元整的行政处罚，同时责令立即改正违法行为。

## 【案件评析】

近年来，随着国家对基层医疗机构的扶持力度加大，以及基层医疗机构自身发展需要，乡镇医疗机构的射线装置陆续进入更新换代期，淘汰旧设备、更新新设备、增加新射线装置的情况比较普遍。由于法律意识不强，部分乡镇卫生院在更新设备、新增射线装置后，不及时办理变更手续，新的射线装置未经许可就直接投入使用，导致这一违法行为在乡镇卫生院时有发生。本案违法事实清楚，证据确凿，适用法律法规正确，是一例典型的超范围从事放射诊疗工作的违法案件。

此类案件的法律适用，目前有两种观点。一种观点是认定当事人违反《放射诊疗管理规定》第十六条第二款的规定"未取得《放射诊疗许可证》或未进行诊疗科目登记的，不

得开展放射诊疗工作。"行政机关应当依据《放射诊疗管理规定》第三十八条第（一）项规定"医疗机构有下列情形之一的，由县级以上卫生行政部门给予警告、责令限期改正，并可以根据情节处以 3000 元以下的罚款；情节严重的，吊销其《医疗机构执业许可证》。（一）未取得放射诊疗许可从事放射诊疗工作的；……"进行处罚。另一种观点认为卫生行政部门许可的放射诊疗项目包含两部分内容，一是《放射诊疗许可证》正副本上登记的项目大类（放射治疗、核医学、介入放射学、X 射线影像诊断），二是副本上登记的项目大类下具体的设备名称、型号等。据此，这种观点认为此类案由的当事人违反了《放射诊疗管理规定》第十七条第二款、第三款的规定。《放射诊疗管理规定》第十七条第二款规定："医疗机构变更放射诊疗项目的，应当向放射诊疗许可批准机关提出许可变更申请……"，《放射诊疗管理规定》第十七条第三款规定："……未经批准不得变更。"

就本案而言，当事人已经取得了《放射诊疗许可证》，且许可证在有效期内。从会诊报告单来看，当事人对 CT 装置的使用并未超出"X 射线影像诊断"这个项目大类，但与《放射诊疗许可证》副本上登记的项目大类下的设备名称不符。我们认为所谓放射诊疗项目应包括放射诊疗技术类别及其相应的建设项目，故"变更放射诊疗项目"应理解为变化、更改放射诊疗技术类别及其相应的建设项目（包括放射诊疗设备）等内容，完全包含超出批准登记的范围新增放射诊疗设备从事放射诊疗工作这种情形。因此，我们认为本案违法行为违反的条款为"《放射诊疗管理规定》第十七条第二款、第三款"，对应的处罚条款为《放射诊疗管理规定》第三十八条第（三）项规定的"超出批准范围从事放射诊疗工作"。

## 【思考建议】

1. 查处此类案件时应同时查清当事人是否落实《职业病防治法》中关于前期预防的要求。医疗机构未申请变更登记超出批准范围从事放射诊疗工作违法行为，往往同时伴随着未进行职业病危害放射防护预评价施工建设或未进行职业病危害放射防护控制效果评价即擅自投入使用的违法行为。卫生行政机关在查处此类案件的同时，要对放射诊疗建设项目进行调查，查证属实的，还应当依照《职业病防治法》第七十条的规定给予处罚。由于建设项目职业病危害预评价是在项目可行性论证阶段或施工前进行，所以对已经施工建设或竣工验收的建设项目补做预评价已没有意义，即属于不能改正的违法行为，对此类违法行为可以依据《职业病防治法》第七十条的规定直接给予处罚；但对未进行职业病危害控制效果评价、未经竣工验收或验收不合格，擅自投入使用的违法行为必须先给予警告，并责令立即停止放射诊疗工作，如果医疗机构没有取得许可仍继续开展放射诊疗工作的，依法给予罚款的行政处罚。

2. 医院交流合作须合法合规。随着互联网+时代的到来，医疗机构间横向、纵向交流合作不断增多，大中型医院与小医院之间组成医疗集团，开展合作，将本院的设备、设施下放到小医院，既提高了设备、设施的使用效率，也方便了基层群众的看病就医，应当说出发点是好的。但是这种合作与交流是否合法合规，必须从严把关。尤其是放射诊疗工作，作为一项需要特殊审批许可的专项技术，更需要在符合法律法规和标准规范的前提下开展交流与合作。绝不能打着交流合作的幌子，对医疗质量、医疗安全、社会公众利益，以及患者健康权益置之不顾。

**供稿单位：**江苏省泰州市卫生监督所

**评析专家：**林俊贤、石岩

# 四十八、某医院使用不合格的放射诊疗设备案

## 【案情介绍】

2014 年 10 月 9 日，某县卫生执法人员对某医院进行监督检查时，发现该医院放射科 3 号机房内型号为 HF-50E 的 X 射线摄影机处于开机状态中，隔光器按钮损坏不能正常使用；设备性能检测报告结果显示：SHF535 型 X 射线摄影机垂直度偏离、光野与照射野四边的偏离和光野与照射野中心的偏离因设备故障未检。经执法人员进一步调查核实，确认该医院提供的设备性能检测报告中所检测的 SHF535 型 X 射线摄影机与放射科 3 号机房内使用的型号为 HF-50E 的 X 射线摄影机为同一台。2014 年 10 月 20 日，本案调查终结。经合议后认定该医院存在以下违法事实：使用不符合要求的放射诊疗设备从事放射诊疗活动。

该医院的上述违法行为，违反了《放射诊疗管理规定》第二十条第二款"不合格或国家有关部门规定淘汰的放射诊疗设备不得购置、使用、转让和出租"的规定，依据《放射诊疗管理规定》第四十一条第（一）项"医疗机构违反本规定，有下列行为之一的，由县级以上卫生行政部门给予警告，责令限期改正；并可处一万元以下的罚款：（一）购置、使用不合格或国家有关部门规定淘汰的放射诊疗设备的"规定，并参照《某市规范行政处罚自由裁量权的规定》，某县卫生局依法对该医院作出警告并罚款人民币 1900 元整的行政处罚。该医院于 2014 年 10 月 29 日自觉缴纳罚款，本案顺利结案。

## 【案件评析】

1. 严格执法，彰显法律公正。本案是某县卫生局首次对公立医院违反《放射诊疗管理规定》实施的行政处罚案件，被处罚主体为该县二级综合性医院。在现行管理体制下，因医疗卫生机构与卫生监督所同属卫生系统，特别是公立医疗机构，属于政府举办，卫生执法人员在日常监管过程对发现的违法行为进行查处时，往往会受到相关部门的干预，导致行政处罚难以实施，只能以多次的、反复的监督指导来取代，使执法的严肃性大大下降。该案办理过程中，卫生执法人员一方面在发现违法行为后及时主动向县卫生行政主管领导汇报，先行取得支持，另一方面与当事人就违法行为、违法性质、违法后果、相关法律规定及如何有效管理等进行深入沟通，取得当事人配合，从而顺利实施处罚并结案，对今后此类案件的查处具有一定的参考价值。

2. 执法为民，处罚教育并行。《行政处罚法》第五条规定："实施行政处罚，纠正违法

行为，应当坚持处罚与教育相结合，教育公民、法人或者其他组织自觉守法。"在本案中，卫生执法人员实施行政处罚不以罚款为目的，注重纠正违法行为，把惩戒、纠正违法行为与教育被处罚人自觉遵守法律紧密结合，在处罚的同时对被处罚人耐心地说服教育，做到以理服人，使被处罚人清楚地认识违法行为，诚心接受处罚，积极落实整改，及时纠正违法行为，从而真正达到了教育为主、处罚为辅的目的，收到较好的社会效果。

## 【思考建议】

按照《放射诊疗管理规定》第二十条的规定，医疗机构不得使用不合格的放射诊疗设备。在查办类似的案件中，有一份给出不合格结论的检测报告固然最好，但现实情况并非尽遂人意。在本案中，监督员发现型号为 HF-50E 的 X 射线摄影机隔光器按钮损坏，遂调取了该放射诊疗设备的检测报告。检测报告给出的评价结论是，垂直度偏离、光野与照射野四边的偏离和光野与照射野中心的偏离三个指标因设备故障未检，其余所检参数均符合标准要求，建议修复后复检。面对这样的检测报告，监督员应当如何认定违法事实？对此，有两种不同的观点。第一种观点认为"因设备故障未检测"和"检测不合格"是两个截然不同的概念，凭借该检测报告不能直接认定该设备不合格，应当在设备修复后补做检测项目进而认定是否合格。第二种观点认为在特定条件下可以直接认定该受检设备不合格，即行政机关可以采用监督员的检查，直接引用相关标准来进行认定。在本案监督员制作的现场笔录描述到，HF-50E 的 X 射线摄影机隔光器按钮损坏不能正常使用。但是办案监督员对于隔光器按钮是什么装置以及起什么作用没有做进一步调查和说明。若监督员能进一步收集证据材料说明隔光器按钮属于"调节有用线束照射野的限束装置"或者是"可标示照射野的灯光野指示装置"，那么监督员就可以直接引用《医用 X 射线诊断放射防护要求》（GBZ 130—2013）中 4.3.2 的规定，推定该设备不符合标准要求。

**供稿单位：** 浙江省杭州市淳安县卫生局卫生监督所

**评析专家：** 林俊贤、石岩

# 四十九、某医院超出资质批准范围从事职业健康检查案

## 【案情介绍】

2014 年 10 月 30 日，某自治区卫生厅卫生监督所监督员对某市某医院职业健康检查工作开展情况进行监督检查。经检查发现，该院对某公司某物探处检波器中心接触"铅及其无机化合物"有害因素岗位的劳动者朱某、陈某等五人进行了上岗前职业健康检查，核对该院《职业健康检查机构资质证书》，发现批准的检查项目中无"铅及其无机化合物"项，该院对上述五人进行的职业健康检查超出了批准范围。针对上述问题，卫生监督员制作了《现场笔录》，对该医院体检中心负责人薛某进行了询问，制作了《询问笔录》，并收集该院主体资格相关证书以及受检者朱某、陈某等五人《职业健康体检表》等相关证据材料，初步确认该院超出资质批准范围开展职业健康检查的行为属实。该院负责人、被询问人分别在《现场笔录》和《询问笔录》上签字认可。针对该院上述违法行为，卫生监督员当场下达了《卫生监督意见书》，责令其立即停止违法行为。

2014 年 11 月 3 日，某自治区卫生厅立案调查，依据《中华人民共和国行政处罚法》和《卫生行政处罚程序》的有关规定，卫生监督员制作了《案件受理记录》、《立案报告》以及《案件调查终结报告》等法律文书。

主要证据：①《现场笔录》原件 1 份；②《询问笔录》原件 1 份；③《卫生监督意见书》原件 1 份；④《事业单位法人证书》复印件；⑤《医疗机构执业许可证》复印件；⑥《组织机构代码证》复印件；⑦某医院《职业健康检查机构资质证书》正本及副本复印件；⑧朱某、陈某等五人职业健康检查材料等相关证据复印件；⑨体检收费《说明》；⑩某院《关于继续聘任黄某等 63 名医院中层干部的决定》文件复印件。

根据调查的事实及收集的证据，经合议认为，该院的上述行为违反了《中华人民共和国职业病防治法》第三十六条第三款的规定，依据《中华人民共和国职业病防治法》第八十一条第（一）项的规定，建议给予警告，并处 10000 元罚款的行政处罚，同时责令立即停止违法行为。《行政处罚事先告知书》于 2014 年 12 月 1 日送达当事人，当事人放弃陈述申辩。于 2014 年 12 月 4 日向当事人下达《行政处罚决定书》，当事人完全履行了行政处罚决定，本案于 2014 年 12 月 18 日结案。

## 【案件评析】

目前，全国针对职业卫生服务机构行政处罚案件较少，尤其是适用一般程序处罚的案件更少。本案是某自治区首例对职业健康检查机构违法行为适用一般程序查处的违法案件，是一起典型的超出资质批准范围从事职业健康检查的案例，对职业卫生违法案件查处具有指导意义。

1. 事实清楚，证据确凿，适用法律准确。本案围绕该院超出资质批准范围从事职业健康检查行为展开调查取证，案件承办人员从该院机构主体资格，职业健康检查批准范围，当事人开展职业健康检查等方面收集了相关资料，并对当事人进行了询问，制作了现场检查笔录、询问笔录法律文书，证据充分并相互印证，形成了完整的证据链，准确认定了当事人违法行为违反了《中华人民共和国职业病防治法》第三十六条第三款的规定，依据《中华人民共和国职业病防治法》第八十一条第（一）项的规定，作出"警告，并处 10000元罚款"的行政处罚决定，同时责令其立即停止违法行为，法律适用准确。

2. 违法主体认定和处罚程序合法。案件承办人员现场核实了当事人法人身份，收集当事人的《医疗机构执业许可证》、《组织机构代码证》，证实某医院能够独立的承担法律责任，违法主体认定准确。

本案依照《中华人民共和国行政处罚法》、《中华人民共和国职业病防治法》和《卫生行政处罚程序》有关规定，适用一般程序。在案件调查处理过程中，当事人依法享有的权利得到了充分保障，案件承办人员书面告知了当事人申请陈述、申辩的权利，由于本案违法事实清楚，证据确凿，当事人放弃了陈述和申辩。在送达《行政处罚决定书》时，书面告知了当事人依法申请行政复议和提起行政诉讼权利，该案处罚程序合法。

3. 依法行使自由裁量权。卫生行政部门作出行政处罚决定时，案件承办人员如何把握自由裁量权，应从是否实施处罚、处罚的形式及额度等方面全面考虑。

《中华人民共和国职业病防治法》第八十一条第（一）项明确规定，承担职业健康检查的医疗卫生机构超出资质批准范围从事职业健康检查的，由卫生行政部门责令立即停止违法行为，给予警告，没收违法所得；违法所得五千元以上的，并处违法所得二倍以上五倍以下的罚款；没有违法所得或者违法所得不足五千元的，并处五千元以上二万元以下的罚款。

本案中，对该院"超出资质批准范围开展职业健康检查"的违法行为，案件承办人员，认定当事人没有违法所得。

但是，从提取的证据发现，双方于 2014 年 8 月 20 日签定合同（协议），明确甲方在领取职业健康检查结果汇总表之前，向乙方付清本次职业健康检查全部费用。2014 年 8 月 27日该医院对职业健康检查单位体检情况进行了小结，9 月 3 日曹某已经取走报告，按照合同协议，应该已经付款，但办案人员没有对违法所得进一步调查，提取相应证据，而只是以当事人回答"对方暂未与我院进行本次体检费用的合算"以及医院单方出具的尚未结帐的说明，即认定没有违法所得，证据存在瑕疵。

## 【思考建议】

职业健康检查工作是职业病防治的重要工作内容之一，在保护劳动者健康方面发挥着不可替代的作用。职业健康检查机构如不依法开展工作，不仅对劳动者健康权益产生直接影响，而且很可能成为引发社会问题的潜在危险因素之一。围绕某医院超出资质批准范围从事职业健康检查案的发生，值得我们从以下几个方面思考。

1. 职业健康检查机构依法执业意识淡薄。从本案中可以看出，从事职业健康检查的医疗卫生机构及其专业技术人员对职业病防治法律法规比较陌生，依法开展职业健康检查意识淡薄。当事人主观上不重视《职业健康检查机构资质证书》批准项目的规定，是违法案件发生的首要原因。应加强职业卫生服务机构专业技术人员职业卫生法律法规、规范、标准及职业卫生专业知识的培训，提高其依法执业、规范服务意识，从源头预防违法行为的发生。

2. 职业健康检查机构内部管理制度有待完善。职业健康检查工作应依据职业卫生法律法规、规范和标准开展，体检机构必须建立健全职业健康检查管理制度，并在实际工作予以落实。该院职业健康检查专业技术岗位人员调动频繁，工作交接制度未落实，新上岗人员不了解职业健康检查必须在批准范围内开展，也是导致此类案件发生的主要原因。职业健康检查机构健全职业健康检查工作机制，保证职业健康检查岗位专业技术人员相对稳定，是预防此类违法行为发生的重要保障。

3. 坚持处罚与教育相结合，促进职业健康检查机构依法履职。职业健康检查是职业病防治的重要环节之一，现有的职业健康检查能力不能满足劳动者日益增长的职业健康检查需求。按照"国家职业病防治规划（2009-2015年）"，某自治区为加强职业卫生服务能力建设，卫生行政部门要求公立医疗机构必须承担起职业健康检查工作，因责任大，经济效益不高，部分体检机构工作处在应付状态。对于职业健康检查机构既要依法监管，又要引导其积极开展工作，在违法案件查处中，应遵循处罚与教育相结合的原则。本案在调查处理过程中充分考虑当地职业健康检查实际，给予当事人必要的惩戒。当事人也认识到自身违法行为，积极配合调查，认真整改，完全履行了处罚决定，最终达到依法监管，规范职业健康检查机构执业行为的目的。

**供稿单位：**新疆维吾尔自治区卫生厅卫生监督所
**评析专家：**石岩、林俊贤

# 五十、某单采血浆站有限公司采集非划定区域内的供血浆者和无《供血浆证》者的血浆案

**【案情介绍】**

2014 年 8 月 18 日，某市卫生监督所接到某市 A 镇卫生计生局电话报告：发现某市 A 镇某某单采血浆站有限公司采集 B 镇（B 镇不在其采浆区域内）供血浆者的血浆，同时还采集无《供血浆证》者的血浆。2014 年 8 月 20 日和 8 月 22 日，该所执法人员先后两次对位于 A 镇某某大道某号的某某单采血浆站有限公司进行检查，现场查见一封面写有"974"字样的《供血浆证》，该证编号栏写有"440080××××"，姓名栏写有"陈某某"，性别栏写有"男"，身份证号栏写有"4418271991121793××××"，家庭地址栏写有"某市 B 镇某某路"，供浆单位栏写有"某某单采血浆站"。采浆日期栏写有"2014.8.6"采浆者签名栏写有"熊某某"，采浆量（ml）栏写有"580"，该《供血浆证》的"发证单位审核意见"栏、"负责人签章"栏、"审核日期"栏、"（发证单位盖章）"栏、"发证日期"栏均为空白，无盖章或其他字迹。在该公司的血源科电脑，热合室电脑均可查到"陈某某"的相关信息，冷库内也可查见写有"陈某某"字样的血浆。

执法人员对护士熊××进行询问调查，其承认曾经采过陈某某的血浆，也承认采陈某某血浆时，陈某某的《供血浆证》无卫生行政部门盖章的事实。对法人代表方某、公司总经理孟某某进行询问，两人均承认了某某单采血浆站有限公司曾经采过陈某某的血浆，也承认采陈某某血浆时，陈某某的《供血浆证》无卫生行政部门盖章的事实。2014 年 8 月 25 日，执法人员再次分别对孟某某和陈某某对其进行了询问调查，陈某某承认了曾经在某某单采血浆站有限公司供过血浆的事实，其出示的居住证居住地点为 B 镇。孟某某再次承认了采集陈某某血浆时，陈某某的《供血浆证》无卫生行政部门盖章的事实。

根据上述事实，该市卫生计生局对某某单采血浆站有限公司采集非划定区域内的供血浆者和无《供血浆证》者的血浆的行为，依据《血液制品管理条例》第三十五条第（二）项的规定，作出罚款人民币 60000 元的行政处罚。该案件已于 2014 年 11 月 17 日结案。

**【案件评析】**

1. 认定违法事实清楚、证据全面且充分。在现场调查中，经过执法人员细致检查，收集了该血浆站的《某省单采血浆许可证》、《营业执照》以及护士熊某某的《护士执业证书》、陈某某的《供血浆证》等相关书证；执法人员还在该血浆站血源科提取了陈某某的

相关供血档案、身份信息等资料并予以复印保存；在该血浆站冷库房内提取到陈某某的"原料血浆"一袋，并对其拍照进行证据固定。调查期间，执法人员对该血浆站的法人代表方某、总经理孟某某、护士熊某某、证人陈某某做了询问调查，从各个方面较为全面地印证了某某血浆站采集非划定区域内的供血浆者和无《供血浆证》者的血浆的违法事实。

2. 该案适用法律正确，处罚裁量较合适。该单采血浆站有限公司采集非划定区域内的供血浆者和无《供血浆证》者的血浆的行为，违反了《血液制品管理条例》第九条第二款、第十二条第二款、《单采血浆站管理办法》第三十条第四款的规定，依据《血液制品管理条例》第三十五条第（二）项的规定，应处5万元以上10万元以下的罚款的行政处罚。本案经执法人员合议，参照《某市卫生计生局行政处罚自由裁量标准》（2014年版），属于违法程度一般的情形，故给予该单采血浆站罚款人民币60000元的行政处罚。

**【思考建议】**

1. 本案是血液管理方面的典型案例，具有代表性。为了维护采浆行业良好秩序，保护供血浆者的身体健康，保证原料血浆质量，《单采血浆管理办法》规定严禁单采血浆站采集非划定区域内的供血浆者和其他人员的血浆。单采血浆站应对申请供血浆者进行健康检查对健康检查合格的申请供血浆者核对身份证后，报所在地县级人民政府卫生行政部门核发《供血浆证》后才能采其血浆。但有的浆站为了节省等待时间不按程序办事，在新申请供血浆者还未经过审核取得《供血浆证》时就先采集其血浆。本案卫生计生行政机关在核发《供血浆证》时严格审核把关，及时发现线索并组织查处，从而有效遏制了浆站的违规行为。

2. 证据的收集。本案中，相关证据的收集是一个难点，需要一定的技巧。如果执法人员直接去现场调查，有可能会导致相关证据的灭失。执法人员采取了"突击检查"的方式进行调查取证。在现场，执法人员从该公司的档案室、血源科、热合室等涉及原料血浆采集的场所采集到该名供血浆者的相关信息，冷库内也查见写有该名供血浆者名字的原料血浆；执法人员对该公司采血护士、法人代表、总经理和供血浆者分别进行询问，制作了询问笔录。上述这些证据形成了一条完整证据链，使得该公司承认了采集非划定区域内供血浆者血浆、采集无《供血浆证》者血浆的违法事实。

3. 在案卷质量方面，部分细节还需完善，如按照行政诉讼证据规则，能取得原件的证据应尽量调取原件，本案中的重要证据之一《供血浆证》是单采血浆站违规填办的，属于无效证件，应调取该证件原件而非复印件作为证据使用。第二，作为证据的现场笔录必须详细描述违法事实发生的时间、地址及相关的人物、事件等，从而使证据更可信；第三，行政执法工作者对发现的违法事实应及时责令当事人改正，并出具相应的执法文书，如《卫生监督意见书》等；第四，作为行政执法程序的一部分，合议记录必须如实记录每一个合议人员的意见，不得漏记或不记，影响案件裁决的公正性。

**供稿单位：**广东省东莞市卫生监督所
**评析专家：**余少华、蓝小云

# 五十一、某公司雇佣他人冒名献血案

## 【案情介绍】

2014 年春节刚过，某区卫生计生行政机关陆续接到两起举报反映某血站有"血头"非法组织献血员参加献血，某区卫生计生行政机关组织执法人员进行监督检查，虽均未查实，但此两份举报仍引起了某区卫生计生行政机关领导高度重视，在区卫生计生行政机关牵头下，与相关区公安派出所召开了关于严厉打击"血头"调查工作协调会，经商讨后成立联合办案小组。2014 年 5 月，某区卫生计生行政机关在对辖区内血站的日常巡查中发现，有几名非本地口音的献血人员刻意躲避执法人员，形迹可疑。当执法人员对这些人员进行询问时，其自称是某公司员工，但是却对所在公司部门、地址、电话等作为本单位员工应当知晓的情况三缄其口或答非所问。这一反常举动引起了执法人员的高度警惕。执法人员随后对可疑人员开展了进一步调查询问，并在公安机关的协助下深入调查某公司组织献血的负责人。经查，某公司以每人 2000 元的价格雇佣 5 名非本公司人员冒用其公司职工的名义参加献血。雇佣他人冒名顶替献血是法律法规所禁止的违法行为，某公司的行为违反了《上海市献血条例》第十九条第二款的规定，依据《上海市献血条例》第三十七条第二款的规定，某区卫生计生行政机关对某公司依法作出罚款人民币 20000 元的处罚决定。经教育，某公司也认识到其行为的违法性质，在法定期限内未提出复议和诉讼申请，并主动缴纳了相关罚款，本案件结案。

## 【案件评析】

本案案由新颖，社会影响大，是运用地方法规，成功打击严重扰乱国家采供血秩序的"血头"、"血霸"的成功案例，在调查取证、法律适用上值得参考借鉴。

1. 加强部门联动，发挥各职能部门优势。部门联动是卫生执法过程中的一大法宝，与相关职能部门保持高效沟通，通过公安与卫生紧密协作，形成合力。本案即是卫生与公安部门联合查处的成功案件。为确保联合行动的高效顺利，本次行动经过了周密的部署。行动前讨论并制定了详细的联合执法方案，安排执法人员踩点，做好执法现场布控；行动过程中，卫生和公安执法人员分组对可疑人员进行重点关注，检查单位献血人员登记表并核实参加献血人员身份；在案件调查过程中，两部门共同讨论分析案情，共享文书资源，交流执法经验。本案注重收集各类证据，在调查询问某公司组织献血的负责人时，由于其拒不配合，不愿在询问笔录上签字，某区卫生计生行政机关调取收集了公安机关已制作完成的询问笔录作为证据，形成了完整的证据链。

2. 严格落实验证制度，确保正常献血秩序。本案的侦查线索极其隐蔽，其一，单位有计划、有组织地雇佣他人，冒充本单位职工献血的行为具有极大的隐蔽性，无疑更增加了现场识别难度。其二，血站在献血现场核查献血人员身份时，仅凭借单位的献血人员登记表，较难识别其是否属于该单位员工。本案的严厉查处给妄图蒙混过关的冒名献血者巨大震慑。同时，本案也给采血单位敲响了警钟，需通过制定有效预防措施，严格落实验证制度，仔细核对人员身份，方能有效防止违法者有可乘之机，以避免类似违法行为的发生。

3. 认真细致调查，完善证据锁链。行政执法机关应根据查明的违法事实和情节，对违法行为的性质和社会危害程度做出评估，并依法作出相应行政处罚。任何畸轻畸重，违法责任与行政处罚失当均背离了行政处罚的公正原则。本案调查过程中，尽可能收集直接证据，在确实无法收集直接证据的情况下，尽可能多地收集了间接证据，使其形成证据锁链，并据此正确认定了当事人的违法事实，比如在询问献血人员的过程中，看似一些与本案无关的问答，却反映出卫生监督员的询问技巧，从中找到了案件的突破口，也让违法者露出了马脚。另外合理安排被询问人的次序也能起到事半功倍的效果。

【思考建议】

1. 加强宣传，推进献血工作有序开展。血液安全关系千家万户的生命健康。卫生计生行政机关在加大打击各类献血违法行为，规范采供血秩序的基础上，还应借助新闻媒体的力量普及献血医学知识和国家政策，宣传献血的积极意义，树立无偿献血先进典型，完善献血表彰和奖励措施，进一步争取广大群众对无偿献血活动的认同和参与。广泛开展普法活动，在献血地点加强法制宣传，揭露非法组织卖血等犯罪活动的社会危害性，提高群众法律意识。

2. 完善无偿献血制度，严格单位组织动员责任。近年来，虽然市民无偿献血意愿不断提高，但仍存在极少数人对献血心存芥蒂，缺乏积极参与无偿献血的主动性，加之整体医疗用血量大，医疗用血的一部分仍需依靠行政手段的方式来满足。这也使得个别单位罔顾法纪雇佣他人冒名顶替献血，使义务献血成了变相"卖血"。要解决这一问题，除了要加强日常监督执法以外，现行的指令性献血制度也应进一步完善，在发挥指令性献血积极功能的同时，不断完善无偿献血制度，逐步实现从政府下达指标向计划指导转变，单位对献血者的补贴从单纯经济补贴向适当经济补贴、精神奖励、与绩效挂钩等多种方式转变。通过进一步完善献血表彰和奖励措施，从根本上杜绝冒名顶替献血现象的发生，维护医疗服务市场秩序和保障社会和谐稳定。

3. 强化监管力度，加大对违法活动的打击力度。开展形式多样的专项整治活动，加强监管，并积极开展对组织、参与者的警示教育活动；认真落实无偿献血制度，严格开展身份审查，核对献血者身份，确保采血单位遵守采血操作规程和制度；制定有效监督措施预防非法卖血等犯罪活动，并严肃查处雇用他人冒名顶替献血等违法行为，依法追究"血头"责任。

4. 坚持处罚与教育相结合原则。处罚与教育相结合是行政处罚的基本原则之一，其基本要求是行政处罚的设定和实施要同时发挥其强制制裁与促进认识转变的作用，使被处罚者不再危害社会和自觉守法，防止将行政处罚变为国家对违法行为简单机械的报复。首先是必须给予惩罚，否则就不足以制止违法行为和恢复正常秩序，不足以维护法律秩序和弥补国家、社会和公民个人因违法行为所遭受的损失，也不能使违法行为人通过遭受处罚痛苦而警觉醒悟停止危害社会；其次是通过处罚促使当事人变为守法者。任何放弃教育努力的处罚或者以罚代教的做法都不符合处罚与教育相结合的原则。

本案中，执法人员在调查询问及送达执法文书过程中均对当事人进行了耐心的说服教育，告知其该项违法行为的社会危害性，使当事人转化了思想认识，从一开始的拒不配合调查到最后承认违法并主动缴纳了罚款。结案以后，某区卫生计生行政机关依据本案编写制作了典型案例的宣传折页、海报等，并通过发放宣传折页、张贴海报、互联网登载等形式进行宣传教育，以此来诫勉本案当事人及其他潜在违法者不要以身试法。通过多种教育手段和途径，增强公民、法人和其他组织的守法意识，预防和减少违法行为发生，提升社会和谐程度。

**供稿单位：** 上海市浦东新区卫生局卫生监督所

**评析专家：** 余少华、蓝小云

# 五十二、某医院非法为他人实施计划生育手术案

## 【案情介绍】

2013 年 6 月 5 日，某市卫生监督局根据举报线索，组织执法人员同妇科临床专家对某医院进行现场监督检查。通过妇科临床专家的技术支持，在无法检查到病历资料的情况下，以该院 B 超报告资料、相关药品使用情况和收费记录为突破口，查找并证实了该院的违法行为。

经查，该医院于 2011 年 6 月 5 日至 2013 年 6 月 5 日期间，在未查验患者有效身份证明及相关计生证明的情况下，对非医学需要、孕 14 周以上孕妇实施计划生育手术共 390 例，涉案金额 559906.7 元。该市卫生计生行政部门依据《人口与计划生育法》第三十六条规定对某医院责令改正，给予警告，没收违法所得并处以 4 倍的罚款，共计罚没款 2799533.5 元。对涉案医务人员另案处理。

本案当事人提出听证要求。听证会上争议焦点为案件的法律适用。当事人主张适用《深圳经济特区人口与计划生育条例》第四十一条进行处罚；案件承办人认为，上述条款中规定的违法事实是对进行非医学需要的胎儿性别鉴定或选择性别的人工终止妊娠违法行为的处罚，而该案的违法事实是某医院未经查验、登记受术者身份证以及医学诊断结果或相关证明实施计划生育手术，应属于《广东省人口与计划生育条例》第五十四条第一项"非法为他人实施计划生育手术"的规定予以处罚。听证结论采纳了案件承办人意见。

行政处罚决定书送达后，当事人向广东省卫生和计划生育委员会提出行政复议，经审查后于 2014 年 1 月 14 日出具行政复议决定书维持处罚决定。

## 【案件评析】

某医院非法为他人实施计划生育手术案中，手术数量之多、金额之大属该市首例，在全国范围也屈指可数。案件查处中，遇到了违法事实隐蔽性强、线索难以证实、违法嫌疑人警觉性高等难题。执法人员克服困难，周密部署，精心组织依法依规查处了当事人的违法行为。案件办理中的一些经验值得借鉴。

1. 彰显专业执法，取证突破常规。此类案件本质上属于"两非"案件。这类案件当事医疗机构和医务人员明知该行为严重违法，在日常诊疗活动中经常隐匿相关病历等医学文书证材料，常规执法手段取证极度困难，甚至无功而返。案件承办人充分考虑到这一严

峻问题，事先召集妇产科临床专家研究讨论制定方案，并参与现场执法。案件查办中，执法人员明确了以 B 超检查和收费台账为突破口。对同一患者短期内出现 B 超显示孕 14 周以上活胎、羊膜腔穿刺、利凡诺使用及死胎处理等处置项目，其唯一指向是"大月份引产"治疗组合。现场在架病历和归档病历均无法发现可疑病历，最终通过 B 超机资料存档记录和收费台账检查，收集到大量"大月份引产"治疗组合患者信息。通过对当事医疗机构的政策引导，使其最终提交了相关病历资料。取证阶段获得成功，很大程度上依赖于临床专家参与；严谨的执法思路，可靠的专家技术保障，使案件取得了重大突破，彰显卫生监督执法的技术内涵。

2. 地方立法创新，顺应时代发展。《中华人民共和国人口和计划生育法》中对实施人工终止妊娠手术等计划生育手术服务的开展没有作程序性义务规定，在打击"两非"工作中，该法缺乏操作实用性。因此，《广东省人口计划生育条例》及时更新修订，增设了"对符合本条例规定怀孕无紧急情况要求施行引产术的，施行手术单位必须查验其县级以上人民政府计划生育行政部门出具的证明，方可以终止妊娠。"该条款为打击"两非"工作提供了可操作性的执法依据。

3. 处罚精准有力，执行全面到位。本案罚没款近 300 万元，惩戒力度空前，有力震慑了涉案机构的投资方、管理方和从业人员。卫生计生行政部门通过媒体大力宣传该案，警示效果显著，对此类违法行为的监管收到事半功倍的作用。在案件执行时，本案罚没款项高达 200 余万元，对一家中小型医院来说负担不小，一次缴纳款项对医疗机构的正常运作、甚至医疗安全均可造成影响。在征求专业律师法律意见后，采纳当事人分期付款履行罚没款项缴纳的申请，最终缴纳了全部罚款。

4. 征询律师意见、法律适用精准。本案经历了听证和行政复议，在适用法律方面涉及《中华人民共和国母婴保健法》、《中华人民共和国人口和计划生育法》、《广东省人口和计划生育条例》、《关于禁止非医学需要胎儿性别鉴定和选择性别的人工终止妊娠的规定》等。案件承办人听取了专业律师团队的法律意见，明确法律适用：①对 14 周以下人工终止妊娠手术一般适用母婴保健法。②对 14 周以上人工终止妊娠手术原则上选择计划生育法律体系。③对能充分证明的"两非"案件，按照"择一重"原则适用计划生育的有关法律。

## 【思考建议】

本案的突出特点是案件查办思路清楚，案件处罚数额大，影响深远。案件查办中依法依规，并听取专业律师的意见和建议；案后经受了行政复议环节的审查。该案查办中遇到的一些问题值得认真思考。

1. 关于非法开展计划生育手术中"非法"的思考。本案的争议要点是非法开展计划生育手术中"非法"的认定问题。因无明确法律解释，亦缺乏可供参照案例，处理过程中承办人将案情提交市中级人民法院征求意见。中级人民法院为此召开两次研讨会，形成两种不同意见：其一认为，"非法"一般指主体不合法，比如机构或个人未取得执业许可证等，执业行为和程序不合法视为"违法"；其二认为，"非法"应当广义理解，包括主体不合法和行为程序不合法，比如打击非法行医专项工作对象包括无证行医、超科目执业等等。最终研讨会达成共识，在法律条文尚未明晰的情况下，主张对"非法"作广义理解并不违背法律原则，主体不合法和行为程序不合法可一并认定为"非法"。在案件查办中的认识，也同时受益于行业主管部门（国家卫生计生委）的认可和支持。

"两非"违法行为，对综合治理出生人口性别比失调工作危害极大，但是真正法条所规定的"两非"案件取证难度极大，除当事人自认之外基本不可查实。故绝大部分的"两非"案件以"非法开展计划生育手术"的形式存在。

2. 关于"非法为他人施行计划生育手术的"行为思考。

计划生育手术是指在计划生育服务中为达到节制生育，控制人口增长的目的所施行的相关手术。主要包括：宫内节育器放置术和取出术，人工流产，男女绝育术，中期流产术，皮下埋植避孕术，输卵管或输精管复通术等。实施计划生育手术，要依法进行，非法为他人实施计划生育手术，要承担相应的法律责任。

非法为他人实施计划生育手术，主要是指四种情形。

（1）开展计划生育手术的机构未经计划生育行政部门或卫生行政部门批准，未取得相应的执业资格许可证书而施行计划生育手术的。国务院颁布的《计划生育技术服务管理条例》第18条规定："设立计划生育技术服务机构，由设区的市级以上地方人民政府计划生育行政部门批准，发给《计划生育技术服务机构执业许可证》，并在《计划生育技术服务机构执业许可证》上注明获准开展的计划生育技术服务项目。"第19条规定："从事计划生育技术服务的医疗、保健机构，由县级以上地方人民政府卫生行政部门审查批准，在其《医疗机构执业许可证》上注明获准开展的计划生育技术服务项目，并向同级计划生育行政部门通报。"违反这两条规定开展计划生育手术的，为非法施行计划生育手术的违法行为。

（2）计划生育技术服务机构和医疗、保健机构的工作人员，未取得相应的执业医师、执业助理医师、乡村医师或者护士资格，或者未依据《医师法》的规定，向卫生部门申请注册，取得相应的执业证书的。《计划生育技术服务管理条例》第26条第1款规定，"计划生育技术服务人员中依据本条例的规定从事与计划生育有关的临床服务人员，应当依照执业医师法和国家有关护士管理的规定，分别取得执业医师、执业助理医师、乡村医师或者护士的资格，并在依照本条例设立的机构中执业。在计划生育技术服务机构执业的执业医师和执业助理医师应当依照执业医师法的规定向所在地县级以上地方人民政府卫生行政部门申请注册。"违反这一规定开展计划生育手术的，为非法施行计划生育手术的违法行为。

（3）个体行医者从事计划生育手术的。《计划生育技术服务管理条例》第26条第2款规定："个体医疗机构不得从事计划生育手术。"违反这一规定开展计划生育手术的，为非法施行计划生育手术的违法行为。

（4）违反地方计划生育法规、规章的规定，实施计划生育手术的。主要是指为已经依据地方性法规的规定，采取了放置宫内节育器或者实施了男女结扎绝育手术等长效避孕措施的育龄夫妻非法实施取出宫内节育器、进行输卵管或输精管复通术，使一些不符合再生育条件的家庭，得以超计划生育，从而破坏了计划生育管理秩序的违法行为。

3. 地方立法有待加强。《中华人民共和国人口和计划生育法》对实施人工终止妊娠手术等计生手术服务的开展没有作程序性义务规定，在打击"两非"工作中，需要各地制定操作性规定。此情况下，《广东省人口计划生育条例》增设了"对符合本条例规定怀孕无紧急情况要求施行引产术的，施行手术单位必须查验其县级以上人民政府计划生育行政部门出具的证明，方可以终止妊娠。"对打击"两非"违法行为提供了可操作性的执法依据。

**供稿单位：**广东省深圳市卫生监督局

**评析专家：**董斯彬、袁莎

# 五十三、某门诊部非法为他人实施计划生育手术案

## 【案情介绍】

2014 年 5 月 19 日，某区卫生局接到举报，某门诊部非法实施人流手术，从该门诊部后门楼梯上三楼和七楼房间可见手术患者。

2014 年 5 月 21 日，某区卫生执法人员对该门诊部进行现场监督检查。①在外科诊室内查到"方某"出具的"肾结石、尿路结石"等诊断处方，其执业医师资格证书执业范围为医学影像和放射治疗专业。②二楼最里面一房间内查见碎石机一台。③妇科医生陈某现场未能出示《医师执业证书》。④在三楼一房间内查到妇科手术床、心电监护仪和 B 超机各一台；卫生间查到电动人工流产吸引器一台，行政办公室查到"缩宫素注射液"20 盒和"枸橼酸芬太尼注射液"10 盒。⑤七楼房间内见到刘某、朱某、陈某三名患者。⑥该门诊部《医疗机构执业许可证》诊疗科目未核准泌尿外科专业和计划生育专业。⑦查到部分患者处方、检查报告、B 超中清单和门诊患者费用报表、门诊收费收据等相关资料。该区卫生局对该门诊部涉嫌非法为他人实施计划生育手术等行为予以立案调查。执法人员对现场发现的电动人工流产吸引器、缩宫素注射液等予以证据先行登记保存。

案件后续调查中，执法人员询问患者刘某的丈夫于某，于某承认该门诊部医生陈某为其妻实施了引产手术；询问患者朱某，朱某承认在该门诊部医生注射了引产针；询问护士李某，李某承认都是由其带患者去手术室做人工终止妊娠和引产手术；询问收费员郑某，郑某承认"门诊患者费用报表"是患者的收费情况，是其从收费软件中打印交给门诊部院长金某。询问妇科医生陈某，陈某承认自 2014 年 5 月 13 日起在该门诊部担任妇科医生，期间为刘某、朱某等实施了计划生育手术。

对该门诊部院长金某进行多次询问调查。金某供述：该门诊部未核准登记计划生育专业和泌尿外科专业；三楼手术室主要做人工终止妊娠和引产等手术；周某上班不久即离职，未开展计划生育手术；2013 年 3 月 8 日至 2014 年 5 月 12 日任用执业医师徐某从事妇产科诊疗活动，期间开展的流产、引产、取环等均由徐某实施；2014 年 5 月 13 日至 2014 年 5 月 21 日任用执业助理医师陈某从事妇产科诊疗活动，期间开展的流产和引产手术均由陈某实施；门诊部不提供胎儿疾病筛查也不做性别鉴定，流产或引产的都是患者主动要求放弃胎儿。金某对 2014 年 3 月 8 日至 2014 年 5 月 21 日期间为 26 名患者实施计划生育手术取得的违法所得共计 65049.8 元进行了确认。

金某承认门诊部于 2013 年及 2014 年开展体外碎石治疗。2013 年 6 月 5 日至 2014 年 6 月 13 日期间为 10 名患者开展体外碎石治疗，确认取得违法所得共计 15151.5 元；2014 年 3 月起开展的体外碎石违法所得由方某另行确认。执法人员询问医生方某，方某确认其持有医学影像和放射治疗专业的医师执业证书，承认 2014 年 3 月 24 日至 2014 年 5 月 19 日期间为 10 名患者开展体外冲击波碎石治疗，并签字确认违法所得共计 12000 元。

结合现场检查情况、相关当事人的询问调查、现场保全的证据以及当事人提供的有关证据材料，执法人员认为本案违法事实清楚，证据确凿，故终结调查。2014 年 5 月 27 日，某区卫生局作出《证据先行登记保存处理决定书》，决定将电动人工流产吸引器等物品随本案一并处理。某区卫生局经合议后认定：

1. 该门诊部为刘某等 26 名患者实施计划生育手术的行为，予以"警告、没收违法所得 65049.8 元并罚款 260199.2 元"的行政处罚。

2. 该门诊部超出核准登记的诊疗科目范围开展体外碎石治疗的行为，予以"罚款 3000 元并吊销《医疗机构执业许可证》"的行政处罚。

3. 该门诊部任用影像医师方某从事医学影像和放射治疗专业以外的泌尿外科诊疗活动的行为，予以"罚款 2000 元"的行政处罚。

以上三项合并，予以"①警告；②没收违法所得 65049.8 元；③罚款 265199.2 元；④吊销《医疗机构执业许可证》"的行政处罚。

2014 年 8 月 7 日，某区卫生局向该门诊部留置送达了《行政处罚事先告知书》。该门诊部 2014 年 8 月 11 日向某区卫生局提交了书面陈述申辩意见，未要求听证。某区卫生局复核陈述申辩理由，未发现该门诊部有依法从轻或者减轻或者免于行政处罚的情形。2014 年 8 月 15 日，某区卫生局经集体讨论，决定维持对该门诊部的行政处罚决定，遂于 2014 年 8 月 18 日下达了《行政处罚决定书》。2014 年 8 月 19 日，金某以"经济困难"为由向某区卫生局提交了分期缴纳申请，某区卫生局经研究决定，同意其分期缴纳罚款。金某于 2014 年 9 月 19 日、2014 年 10 月 21 日、2014 年 11 月 28 日分三期自觉履行完毕。

## 【案件评析】

1. 调查取证难度较大。本案涉及违反《中华人民共和国人口与计划生育法》、《医疗机构管理条例》等多部法律法规。行政机关通过对患者、门诊部负责人、手术医生、导医护士、收费员进行询问，以及采集现场发现的处方签、发票、收费票据等形式，以完整的证据链对违法事实进行固定。案件违法事实清楚，适用法律准确，对案件中有争议的问题也以适当的形式予以确认。

2. 监管不留空白。本案中陈某为执业助理医师，未在该门诊部注册并独立从事计划生育手术。陈某的行为违反了《中华人民共和国执业医师法》第十七条、第三十条的规定；但均无罚则。卫生部《关于取得医师资格但未经执业注册的人员开展医师执业活动有关问题的批复》，也未明确未注册是否包括未变更的情形，也无法据其处罚。在调查中，也未发现陈某单独开具处方。某区卫生局最终出具《卫生监督意见书》责令该门诊部整改，不留监管空白。

3. 罚款和没收违法所得执法到位。根据《中华人民共和国行政处罚法》第五十二条规定，当事人需要分期缴纳罚款的，包含当事人书面申请和行政机关批准两个要件，缺一不可。本案中，当事人在收到行政处罚决定书后向卫生行政机关提交了分期缴纳罚款的申请。某区卫生局经研究，批准同意当事人的分期申请。

《行政处罚法》第五十二条确定的只有"罚款"才能申请延期或者分期缴纳，而没有包括违法所得。罚款与没收违法所得的区别是：罚款是对当事人合法财产的剥夺；而没收违法所得则是对当事人非法占有财产的剥夺。非法占有的财产因其"非法"应当立即没收；剥夺的合法财产因其"合法"可以考虑延期或分期。故本案中，某区卫生局也只是对"罚款 265199.2 元"部分，同意分期缴纳。

## 【思考建议】

该计划生育类案件查处中，涉及医疗机构、母婴保健、计划生育等法规的适用。对于高额罚款的分期缴纳进行了妥善处理，对于罚没物品的处理进行了深入探讨。

1. 分期缴纳罚款需进一步明确要求。目前对分期缴纳罚款缺少具体法律规定或解释。一些部门和地方借鉴民法以及法院强制执行等时限规定，做出有益探索，如规定分期缴纳不超过 3 次，以及延期时限最长不超过 3 个月、6 个月或 1 年等规定。

2. 违法行为涉及的物品的处理。本案中，执法人员在现场发现的药品器械，通过证据先行登记保存处理决定的形式，做出了将药品器械随案一并处理的决定。但值得注意的是，本案依据《中华人民共和国人口与计划生育法》第三十六条进行处罚，该条款并未规定如何对违法行为涉及的药品器械进行处理。

本案中经过执法人员的教育劝导，该门诊部主动委托卫生行政机关代为处理上述药品器械。区卫生局对案件中涉及的药品器械进行了处理。对违法违规案件适用的专科器械及药品处置需要相关法律法规予以规范。

**供稿单位：**浙江省杭州市余杭区卫生监督所
**评析专家：**董斯彬、袁莎

# 五十四、某诊所未取得母婴保健技术许可擅自开展
# 终止妊娠手术案

## 【案情介绍】

2014年5月，某县卫生计生执法人员在对某诊所进行现场监督检查时，发现该诊所涉嫌擅自开展终止妊娠手术，不能出示《母婴保健技术服务执业许可证》，手术医师王某未取得《母婴保健技术考核合格证书》。经进一步调查核实，该诊所是一个依法取得了《个体工商户营业执照》和《医疗机构执业许可证》的合法诊所，未取得《母婴保健技术服务执业许可证》。手术医师王某已取得《医师资格证书》和《医师执业证书》的医师，但未依法取得《母婴保健技术考核合格证书》。通过证据收集，执法人员确认了某诊所安排医师王某开展了3例终止妊娠手术，违法所得总计4360元。

调取证据包括：（证据一组）1.1某诊所《个体工商户营业执照》复印件；1.2某诊所《医疗机构执业许可证》复印件；1.3诊所负责人业主刘某身份证复印件；1.4业主刘某授权委托徐某的《授权委托书》；1.5被委托人徐某身份证复印件。（证据二组）2.1现场笔录；2.2徐某询问笔录；2.3妇科小阴唇整形包1个；2.4妇科紧缩包1个；2.5妇科人流包1个；2.6王某的《专业技术职务资格证书》；2.7王某的《医师资格证书》；2.8《引产知情同意书》（马某）；2.9《手术同意书》（高某）；2.10《手术同意书》（卢某）；2.11《门诊登记》薄（2014年4月6日-4月10日）；2.12某门诊《人流手术价格表》；2.13现场照片4张；2.14与患者马某的电话录音。

本案中，该诊所没有取得母婴保健技术服务执业许可，手术医师王某未取得母婴保健技术考核合格证书，同时，王某是在诊所的安排下开展手术的。因此，认定某诊所的行为违反了《中华人民共和国母婴保健法》第三十二条第一款、第三十三条第二款和《中华人民共和国母婴保健法实施办法》第三十五条第三款的规定，根据《中华人民共和国母婴保健法》第三十五条第一款第（二）项和《中华人民共和国母婴保健法实施办法》第四十条的规定，给予刘某（某诊所个体工商户户主）一般幅度行政处罚：①警告；②没收违法所得4360元；③罚款人民币13000元对医师王某另案处理。

## 【案件评析】

1. 违法主体的认定。执法人员对《中华人民共和国母婴保健法实施办法》第四十条进

行了细致分析，确定了本案的被处罚主体。本案中，诊所没有取得《母婴保健技术服务执业许可证》，手术医师王某未取得《母婴保健技术考核合格证书》，同时，王某是在诊所的安排下开展手术的。因此，根据《中华人民共和国母婴保健法实施办法》第四十条，"擅自"从事终止妊娠手术的责任主体应当认定为某诊所。因某诊所是个体工商户，某诊所负责人刘某具体承担违法责任。《最高人民法院关于适用〈中华人民共和国民事诉讼法〉的解释》（已于2014年12月18日由最高人民法院审判委员会第1636次会议通过，自2015年2月4日起施行）第五十九条第一款：在诉讼中，个体工商户以营业执照上登记的经营者为当事人。有字号的，以营业执照上登记的字号为当事人，但应同时注明该字号经营者的基本信息。

2. 医疗、保健机构或者人员未取得母婴保健技术许可从事相关工作的法律适用问题。《中华人民共和国母婴保健法实施办法》第四十条规定："医疗、保健机构或者人员未取得母婴保健技术许可，擅自从事婚前医学检查、遗传病诊断、产前诊断、终止妊娠手术和医学技术鉴定或者出具有关医学证明的，由卫生行政部门给予警告，责令停止违法行为，没收违法所得；违法所得5000元以上的，并处违法所得3倍以上5倍以下的罚款；没有违法所得或者违法所得不足5000元的，并处5000元以上20000元以下的罚款。"分析该法条，有三个关键词：一是"机构或者人员"；二是"未取得许可"；三是"擅自从事"。由于机构和人员对应的是不同性质的许可，因此适用该法条时应按照主体情况具体分析是否"擅自从事"：

（1）机构取得了《母婴保健技术服务执业许可证》，人员未取得《母婴保健技术考核合格证书》。

未取得《母婴保健技术考核合格证书》的人员，擅自从事了母婴保健技术活动，对人员适用《中华人民共和国母婴保健法实施办法》第四十条来处理。

（2）机构未取得《母婴保健技术服务执业许可证》，人员取得了《母婴保健技术考核合格证书》。

持有《母婴保健技术考核合格证书》的人员在未取得《母婴保健技术服务许可证》的机构中从事了母婴保健技术活动，则对医疗机构适用《中华人民共和国母婴保健法实施办法》第四十条来处理。人员可以按照《中华人民共和国执业医师法》第三十七条来处理。

（3）机构未取得《母婴保健技术服务执业许可证》，人员也未取得《母婴保健技术考核合格证书》。

医疗机构或人员未取得《母婴保健技术服务执业许可证》及《母婴保健技术考核合格证书》的人员从事了母婴保健技术活动，对医疗机构和人员适用《中华人民共和国母婴保健法实施办法》第四十条来处理。

若机构未取得《医疗机构执业许可证》或者人员未取得《医师资格证书》或《医师执业证书》，则根据《医疗机构管理条例》和《中华人民共和国执业医师法》进行处理。

**【思考建议】**

本案的突出特点是《行政诉讼法》修订后，对有关电子录音证据的采集使用做出的探索。在案件分析时，对医疗保健机构及医务人员可能涉及的法律责任进行了剖析。

1. 医疗保健机构及医务人员未获许可擅自从事母婴保健技术服务的法律适用。

目前，我国医师、护士等医务人员在诊疗活动中是独立的责任主体，应当对自己违法违规的诊疗行为承担法律负责。但诊疗活动必须具备相应的诊疗条件，在经过批准并办理了执业登记的医疗机构内进行。医务人员只有在医疗机构内才能合法开展（急救，支农、义诊等除外）。因此，医师、护士等医务人员的诊疗行为必然具备职务的性质，医疗机构提供场所、提供诊疗条件、收取费用，并承担医疗质量安全等责任。因此，医疗机构应加强管理，完善制度，督促医务人员依法执业，医疗机构不能完全规避其医务人员管理主体的责任。

2. 计划生育法和母婴保健法职责融合及法规适用问题。卫生计生职责合并后，在对该类案件进行查处时，应当特别注意法律法规的适用问题。根据国务院办公厅《关于做好计划生育和母婴保健工作有关问题的通知》（国办发〔1996〕44号）精神，计划生育技术服务工作不属于《中华人民共和国母婴保健法》及其实施办法的调整范围。即从事母婴保健服务活动的机构及其人员应当遵守母婴保健法及其实施办法，而从事计划生育技术服务的机构开展计划生育技术服务活动，则应依照《计划生育技术服务管理条例》的要求执行。因此，在查处同类违法行为时，应当注意对违法行为的性质进行明确。

3. 录音证据的使用问题。本案中，对拒绝配合调查的患者马某进行了录音采集，作为本案的补强证据。这一做法值得推广，但需要注意视听资料证据的法定要件。《最高人民法院关于民事诉讼证据的若干规定》第二十二条规定，收集计算机数据或者录音、录像等视听资料的，应当提供原始载体；提供原始载体确有困难的，可以提供复制件；提供复制件的，调查人员应当在调查笔录中说明其来源和制作经过。因此，调取和制作视听资料的，应当由执法人员形成一份笔录，内容应包括：制作人员、制作时间、制作方法和经过、是否经过剪辑或改编以及内容记录等。另外，若该视听资料是投诉人制作或者其他部门移交的，还应当进行证据转换，才能作为证据使用。

**供稿单位：**四川省成都市郫县卫生执法监督大队

**评析专家：**董斯彬、袁莎

# 五十五、罗某、李某利用超声技术为他人进行
# 非医学需要的胎儿性别鉴定案

## 【案情介绍】

2014年6月26日晚，某市某镇卫生监督所接到举报，称一男子在某市某镇的一个地点利用B超机为孕妇进行胎儿性别鉴定，要求查处。

检查情况：现场查见孕妇赖某裸露腹部躺于长椅之上，罗某站于赖某身旁，其身侧有便携式B超机1一台、TM-100型医用超声耦合剂1瓶。桌上有酒精、注射用头孢拉定、注射器等医疗药械；桌上还1张标有"李医生，咨询电话：1354993xxxx"字样的卡片。室内地面垃圾桶有使用过的输液器，有一名男子正在接受输液，该男子拒绝配合调查并离开。

经执法人员进一步调查发现：李某承租该地址用于开设诊所，并与罗某合作开展胎儿性别鉴定。李某负责提供场地、联系患者和收取鉴定费用等；罗某负责利用B超机进行胎儿性别鉴定。罗某在上述地址为孕妇黄某做了胎儿性别鉴定。为赖某进行胎儿性别鉴定时，因卫生监督员的出现未能完成、亦未告知赖某胎儿性别。另，现场输液的男子因咽喉发炎前来找李某诊治。

经核实：罗某、李某未取得《医疗机构执业许可证》，擅自利用B型超声诊断仪为孕妇黄某、赖某进行非医学需要的胎儿性别鉴定，违法所得100元；其中罗某负责利用便携式B型超声诊断仪为孕妇进行非医学需要的胎儿性别鉴定，李某负责提供场地，对外联系孕妇、接送孕妇及收取鉴定费用。

罗某、李某的行为违反了《中华人民共和国人口与计划生育法》第三十五条的规定，依据《中华人民共和国人口与计划生育法》第三十六条第（二）项的规定进行处罚，按照《某市卫生和计划生育局行政处罚自由裁量权细化标准》的规定，对罗某和李某分别给予：①警告；②没收违法所得100元；③罚款30000元。对李某在某市某镇某号未取得《医疗机构执业许可证》擅自开展诊疗活动一事，由该镇卫生监督所对其进行另案处理。

## 【案件评析】

1. 罗某是否对赖某实施了胎儿性别鉴定。本案中，赖某联系李某的目的是为了鉴定胎儿的性别，罗某在得知赖某的意图后，已经着手进行胎儿性别鉴定，但由于卫生监督员的突然出现，胎儿性别鉴定未能完成，这是否属于"违法未遂"？行政法学理论中并没有

"违法未遂"这一概念，《行政处罚法》、《中华人民共和国人口与计划生育法》对"违法未遂"行为缺乏相应的处罚规定。笔者认为可以参照"犯罪未遂"的相关理论和处罚原则对罗某予以处罚。即"一是以既遂犯的处罚为参照，二是适当从宽处罚，即可以比照既遂犯从轻或者减轻处罚。"因此，从违法的性质上可以认定罗某对赖某所开展的B超检查等同于实施了胎儿性别鉴定。

2. 李某并未利用超声技术进行胎儿性别鉴定法律适用。本案中能否依据《中华人民共和国人口与计划生育法》对其予以处罚。罗某和李某在接受调查时承认从2014的5月15日开始合作开展胎儿性别鉴定，李某负责提供场地、联系接送孕妇及收取鉴定费用，罗某负责利用B超机进行性别鉴定。对于利用超声技术为他人进行胎儿性别鉴定一事，罗某和李某预先有合意，并共同完成，共同获利。虽然李某并没有直接利用B超机鉴定胎儿性别，但他的行为目的就是为了开展胎儿性别鉴定，李某的行为在整个违法行为的链条中，是必不可少的环节，罗某和李某共同构成了完整的违法行为。两人共同违法、共同获利，应共同承担法律责任。因此，应依据《中华人民共和国人口与计划生育法》对李某予以处罚。

**【思考建议】**

本案是罗某、李某未经批准擅自合作开设"黑诊所"，从事胎儿性别鉴定、非法开展诊疗活动的案件。

共同违法是一种常见的违法形式，我国的刑法（称共同犯罪）、民法（称共同侵权）对共同违法的法律责任规定相对明确，而在行政法中，共同违法行为承担的法律责任存在着"真空"地带，以致在执法实践中对卫生计生行政执法中共同违法行为的处罚也同样出现空白。

本案是一起典型的共同违法行为案件，李某和罗某的行为共同构成了胎儿性别鉴定的违法事实，执法实践中可以采取两种方式对李某和罗某予以行政处罚。第一种方式为：将李某和罗某当作一个违法整体，给予定性并进行行政处罚，他们之间承担连带责任，至于各自应缴纳多少罚款由他们协商解决，即"一事共罚"；第二种方式为：认为李某和罗某是独立的违法主体，在处罚时应分清责任，分别处罚和执行，即"一事各罚"。经综合考虑和权衡利弊，"一事各罚"更为合理，具体理由如下：

1. "一事共罚"虽然具有案件办理简单、可操作性强、执法成本低、效率高的优点。但缺点有二，一是执法实践中会带来诸多难题。如行政处罚下达后部分违法行为人有异议的情况下，复议、诉讼是对全部处罚决定还是仅对提出异议的人进行？复议期间、诉讼时效又如何确定？听证是按罚款总额确定还是按分别承担的罚款额确定？二是违背了处罚法定、处罚公正和过罚相当的处罚原则，甚至会产生放纵和鼓励另外主体实施违法行为的不良后果。

2. "一事各罚"需要查明和分清责任，根据各个违法行为人的情节轻重，按照违法行为的性质，在法定的处罚方式和处罚幅度内，分别对各个违法行为人给予处罚与执行，虽然要花更多精力，办案和执行难度更大，但能够全面制裁各违法行为人。权衡两者利弊，制裁违法行为人和维护公平的价值应高于执法成本和办案效率。

3. "一事各罚"在性质上更加符合行政处罚的内在要求。首先，"一事各罚"能对所有违法人起到全面制裁作用，更符合行政处罚的内在要求。其次，"一事各罚"在形式上也更符合行政处罚一致性的要求。《行政处罚法》规定的六种行政处罚，除罚款外，警告；没收违法所得、没收非法财物；责令停产停业；暂扣或者吊销许可证、暂扣或者吊销执照和行政拘留都只能采用"一事各罚"的形式。此外，有行政法律法规明确规定了"一事各罚"形式，如《治安管理处罚法》第十七条第一款，但卫生计生行政法律法规中没有相关规定。

4. 采取"一事各罚"，如违法行为人对各自处罚不服，可以通过陈述申辩、听证、复议或诉讼的途径进行救济，期间诉讼时效容易计算和确定。但如采取"一事共罚"，各违法行为人负连带责任，各自责任由他们自行协商解决，一旦协商不成就会产生纠纷，这种纠纷属于行政法律关系？民事法律关系？如何救济？怎样解决？这是还未有答案的难题。

对于共同违法的行政案件，办理中应予以分别立案，全面收集证据和分清各违法行为人的责任，采取"一事各罚"原则，对各违法行为人分别处罚和执行，在予以罚款的行政处罚时，应注意对各违法行为人罚款额度的控制，所有罚款的总和不应超过法律法规规定的处罚额度。

**供稿单位：**广东省中山市卫生监督所
**评析专家：**董斯彬、袁莎

# 五十六、某医院未取得母婴保健技术许可擅自
# 开展终止妊娠手术案

## 【案情介绍】

某区卫生局卫生监督所按照上级要求，对《中华人民共和国母婴保健法》落实情况进行执法检查。2014年5月21日，卫生监督员来到某医院进行检查发现：①该医院持有有效《医疗机构执业许可证》，并已按期校验；②其持有《母婴保健技术服务执业许可证》，许可的项目是终止妊娠手术，有效期限为2011年5月10日~2014年5月9日。③卫生监督人员在妇产科抽查病历时发现：《母婴保健技术服务执业许可证》到期后未申请延续，妇产科医师刘某仍为患者李某、白某和王某进行过终止妊娠手术。

现场取得白某《妊娠终止记录单》、李某《出院记录》、王某《中期妊娠引产记录》复印件各1份；终止妊娠患者收费明细一份，并制作现场笔录。对妇产科医师刘某为白某、李某、王某在该院进行终止妊娠手术进行询问，制作了询问笔录。

本案事实清楚，证据确凿，某医院存在《母婴保健技术服务执业许可证》到期未延续仍擅自从事终止妊娠手术的违法事实，违反了《母婴保健法》第三十二条第一款和《母婴保健法实施办法》第三十五条第三款的规定，依据《母婴保健法》第三十五条第一款第（二）项和《母婴保健法实施办法》第四十条的规定，责令当事人立即改正违法行为，并给予当事人以下行政处罚：①警告；②没收违法所得壹仟伍佰捌拾元整（1580.00元）；③罚款人民币壹万伍仟元整。为保证案件的顺利执行，卫生监督员对当事人进行行政处罚事先约谈。约谈过程中，当事人辩称虽然《母婴保健技术服务执业许可证》已过期，但是他们正在积极准备申请材料，且未造成危害后果，认为罚款数额较重。卫生监督员认真细致讲解卫生法律法规，说明违法的严重性以及当事人应承担的法律责任。当事人深刻认识到违法行为的危害性，立即停止开展终止妊娠手术，全面进行整改，及时向区卫生行政部门申请换发《母婴保健技术服务执业许可证》。当事人于2014年5月29日自觉完全履行行政处罚，卫生监督员随后进行回访调查，确认整改到位。

## 【案件评析】

1. 部分民营医院管理不完善。本案中发现的《母婴保健技术服务执业许可证》过期未延续等疏于管理问题，在目前的医院管理中时常发现。一些医院在加强医疗机构执业许可

证有效期管理的同时，也应注意如母婴保健技术等一些特殊行政许可项目的时效问题。目前，开展母婴保健技术服务工作的医疗机构以公立医院和企业职工医院为主，随着医改的推行，部分民营医院取得了《母婴保健技术服务执业许可证》，许可项目多为助产技术、终止妊娠手术。部分医院为了减少支出，采取小马拉大车的管理方式，一人多岗、身兼数职的用人方式，医院管理混乱。该医院所有证件的管理仅由负责人刘某一人负责，且刘某为该医院妇科大夫，业务工作繁忙，造成医院管理缺位，相关证件审验、换证不及时。

2. 收集证据要有针对性。一是由于民营医院人员不足，管理人员更换频繁，各科室诊疗登记不完整，医护文书没有及时存档，管理混乱，在执法人员检查时，被检查单位隐匿有关文书，给调查取证带来一定的难度。本次采取突然检查，重点针对妇科门诊和病房进行检查，对案情的查清、证据的收集都有很大的帮助。二是执法前做好充分准备，查询了该机构既往卫生监督档案，了解相关情况，制定检查方案，严密组织、明确检查分组和工作分工，针对重点科室进行突击检查，使相关工作人员无法进行串供，面对事实和证据，当事人不得不承认违法事实，为案件的顺利查处，取得了至关重要的证据。

3. 法律适用要细分情形。某医院的《母婴保健技术服务执业许可证》到期后未延续擅自从事终止妊娠手术的案件，适用《母婴保健法》和《母婴保健法实施办法》中未取得母婴保健技术许可从事终止妊娠手术的有关规定，需要确认以下事实：①《母婴保健技术服务执业许可证》到期后仍然从事终止妊娠手术；②未向卫生行政部门提出延续申请或者虽提出延续申请但是未获许可。经询问得知：主要负责人刘某未向卫生行政部门提出过申请，则视同其未取得母婴保健技术许可擅自从事终止妊娠手术，适用法律准确的。如果刘某曾经向卫生行政部门提出过申请，又分两种情况：一种是已提出申请，但是因医院不符合相关条件，卫生行政部门不予延续，仍需按照未取得母婴保健技术许可进行处理；二是已提出申请，而卫生行政部门30日内未给予明确答复，应视为准予延续母婴保健技术许可。

在执法实践中，当事人擅自施行终止妊娠手术的，依据《母婴保健法》及实施办法予以查处；对开展选择性别的人工终止妊娠的，则依据《人口与计划生育法》予以查处。

4. 罚款金额裁量得当。按照《母婴保健法实施办法》第四十条的规定，本案中是以违法所得为依据来确定罚款金额的，分两种情况，一是违法所得5000元以上的，并处违法所得3倍以上5倍以下的罚款；二是没有违法所得或者违法所得不足5000元的，并处5000元以上20000元以下的罚款。在案件的调查过程中，由于该医院医护文书管理混乱，没有查到终止妊娠手术的相关登记。现场仅发现了患者白某、李某、王某的终止妊娠手术的相关记录，通过调取相关收费明细得知白某、李某、王某的手术收费总和为1580元。因此，认定其开展终止妊娠手术的违法所得为1580元，低于5000元，且开展终止妊娠手术仅有3次，未造成严重后果，根据《某市卫生行政处罚自由裁量标准》给予其罚款15000元的行政处罚。

## 【思考建议】

本案的核心是行政许可有效期的问题，也是在母婴保健、计划生育和其他卫生计生行政执法过程中经常遇到的问题，本案的调查和处理给出了较好的示范作用。

根据《行政许可法》第五十条第一款"被许可人需要延续依法取得的行政许可的有效期的。应当在该行政许可有效期届满三十日前向作出行政许可决定的行政机关提出申请。但是，法律、法规、规章另有规定的，依照其规定。"第二款"行政机关应当根据被许可人的申请，在该行政许可有效期届满前作出是否准予延续的决定；逾期未作决定的，视为准予延续"。

1. 行政许可有效期延续的一般规定。一般来说，行政许可证件是有期限的，被许可人只能在行政许可的有效期内从事许可活动，行政许可超过有效期的，从事行政许可的有关活动便没有法律依据。由于行政许可事项涉及的领域很广，对不同事项采取的审查方式不同，对某些事项的审查需要较长时间，因此，《行政许可法》规定"法律、法规和规章对提出行政许可延续申请的期限另有规定的，依照其规定"。

2. 延续申请的默视批准。被许可人在行政许可有效期届满 30 日前向行政许可机关提出延续申请，行政机关应当在该行政许可有效期届满前作出是否准予延续的决定。如果行政机关逾期既没有作出准予延续的决定，也没有作出不予延续的决定，在这种情况下，根据《行政许可法》推定为行政机关准予延续。行政机关没有在法定期限内对申请作出答复，可以产生两种法律后果。在行政法理论中，将行政机关沉默推定为批准申请的，称为默视批准；将行政机关沉默推定为不批准申请的，称为默视驳回。何种情形产生默视批准后果，何种情形产生默视驳回后果，需要由法律作出明确规定。根据《行政许可法》，默视批准只适用于延续申请，不适用于行政许可的初次申请和行政许可的变更。

对于一些重大的行政许可事项，如果认为即使默视批准只适用于延续申请，对于公共利益的保护依然存在一定的危险，可以考虑在设定该行政许可时不规定行政许可的延续，而代之以重新申请的办法，即被许可人在行政许可有效期届满后，如需继续从事有关活动，应当向行政许可机关重新申请。

3. 母婴保健、计划生育技术服务机构人员许可有效期问题

（1）母婴保健技术服务机构及人员的行政许可。根据《母婴保健专项技术服务许可及资格管理办法》（卫妇发〔1995〕7 号）（以下简称《办法》）第七条的规定：《母婴保健技术服务执业许可》的有效期为三年。有效期满继续开展母婴保健专项技术服务的，应当按照本办法规定的程序，重新办理审批手续。而不是延续其行政许可的校验手续。在《行政许可法》施行后，国家未进一步明确如何操作，笔者认为：应依照许可法的原则执行，即视为延续注册或校验。从一些省市印发的有关文件看，也多按照延续注册或校验来执行。

该《办法》规定了从事母婴保健技术服务的人员应取得《母婴保健技术考核合格证

书》的行政许可，但未明确该项技术考核合格证书的有效期，也未规定其延续注册或校验的要求。在实际工作中，有些地方参照《母婴保健技术服务执业许可证》三年的规定，将从事《母婴保健技术考核合格证》的有效期限定为三年。

（2）计划生育技术服务机构及人员的行政许可。从事计划生育技术服务的机构的许可及有效期。根据《计划生育技术服务管理条例》第二十五条第一款"从事计划生育技术服务的机构的执业许可证明文件每三年由原批准机关校验一次"。

从事计划生育技术服务的人员的许可及有效期。《计划生育技术服务管理条例》第二十九条"计划生育技术服务人员中依据本条例的规定从事与计划生育有关的临床服务人员，应当依照执业医师法和国家有关护士管理的规定，分别取得执业医师、执业助理医师、乡村医生或者护士的资格，并在依照本条例设立的机构中执业"。同时进一步规定"在计划生育技术服务机构执业的执业医师和执业助理医师应当依照执业医师法的规定向所在地县级以上地方人民政府卫生行政部门申请注册"。具体办法由国务院计划生育行政部门、卫生行政部门共同制定。因此，《条例》未直接规定有关人员的专项许可，2001年原国家计生委，制定了《计划生育技术服务管理条例实施细则》，第三十一条规定计划生育技术服务人员是指取得《计划生育技术服务人员合格证》并在从事计划生育技术服务的机构中从事计划生育技术指导、咨询以及与计划生育有关的临床医疗服务的人员。第三十七条规定《合格证》的有效期为3年。逾期未校验的《合格证》自行作废。

**供稿单位：**山东省淄博市张店区卫生局卫生监督所

**评析专家：**董斯彬、袁莎

# 五十七、某门诊部未取得母婴保健技术许可擅自开展终止妊娠手术案

## 【案情介绍】

2014年10月15日某县卫生监督所接到该市卫生监督所转来的投诉举报转移（送）单，投诉人称其爱人谢某已怀孕5个多月，未经投诉人同意于2014年9月19~22日在该县某门诊部做人流手术。某县卫生监督所卫生监督员于2014年10月16日到该门诊部进行监督检查，发现该门诊部未能出示《母婴保健技术服务执业许可证》，门诊部妇科医师解某持有《执业医师资格证书》和《执业医师执业证书》，其执业范围为妇产科专业，执业地点为某卫生院，未能出示《母婴保健技术考核合格证》。卫生监督员在检查该门诊部的妇科门诊患者档案一览表时，查见医师解某于2014年9月19~22日为孕妇谢某诊治4次，在进一步调查核实的过程中收集到医师解某为孕妇谢某开具的处置单3张，处方笺1张。卫生监督员在做孕妇谢某的询问笔录时，谢某承认2014年9月20日在该门诊部实施了终止妊娠手术，并提供了一张该门诊部出具的4000元的手术费收费收据。卫生监督员在做医师解某的第一次询问笔录时，医师解某称孕妇谢某在做B超检查时胎儿自然流出体外，予静脉用药消炎止血，否认实施终止妊娠手术。

办案人员经梳理、分析调查材料后，认为案情中存在较多疑点，孕妇谢某与医师解某的口供存在较大差异。于是重新调整方案，寻找突破口。2014年10月24日，某县卫生监督所联合当地公安部门联合行动，以突击检查的方式对该门诊部B超室、处方保管处、收费处、处置室、化验室、视频录像室展开全面检查。并且抽调了某县人民医院B超室的工作人员，对该门诊的B超机9月份以来的使用记录进行核查，查找有关线索和资料。公安部门调取2014年9月19~22日期间该门诊部的视频监控录像进行全面的分析，发现与医师解某之前的供述存在疑点，在大量的客观证据面前，医生解某承认：于2014年9月19日与孕妇谢某签订《引产手术知情同意书》，2014年9月21日为谢某进行了引产术，并于当日进行了清宫，共收取终止妊娠手术费用4000元。卫生监督员在医师解某的办公室里查到了与孕妇谢某签订的《引产手术知情同意书》。在掌握了关键性证据之后，2014年11月4日某县卫生局下达了《行政处罚决定书》：认定该门诊部违反了《中华人民共和国母婴保健法》第三十二条第一款、三十三条第二款的规定，依据《中华人民共和国母婴保健法实施办法》第四十条的规定，对该门诊部作出行政处罚：警告，没收违法所得4000元，并处

罚款 18000 元。该门诊部对行政处罚决定无异议，放弃陈述申辩及听证，自觉履行了处罚决定。该案于 2014 年 11 月 19 日结案。对当事医师另案处理。

## 【案件评析】

1. 对案件证据进行分析和推理，寻找突破口。本案中，当事医师熟悉相关法律法规，并具备丰富的临床知识，也知道如何规避法律风险。卫生监督员在第一次调查取证时，医师解某称孕妇谢某在做 B 超检查时胎儿自然流出体外，予静脉用药消炎止血，否认实施终止妊娠手术。当时未取得关键性证据，给该案的侦破带来了巨大的阻力和困难。卫生监督员经过咨询临床专业人员，对医师解某提出的说法提出了质疑，经过对案件证据资料的进一步分析和推理后，梳理出该案件存在的疑点，为下一步的调查取证明确了方向。通过公安部门调取了该门诊部的视频监控录像，经过对监控录像的分析，发现事实与医生解某之前的供述存在很大差异：第二是通过监控录像，对孕妇谢某来该门诊部诊疗的具体时间和孕妇是否进入了该门诊部的手术室的情况得到了进一步的认定。第三是获取了孕妇谢某进入该门诊部手术室的事实，以及医生解某和孕妇谢某所述的就诊时间上的差异，对医师解某进行逐一质证，逐步瓦解医师解某的心理防线，使医师解某在证据面前承认了违法事实，形成完整的证据链。

2. 部门联动，针对关键环节借助刑侦手段调查取证。医师解某非常狡猾，在实施终止妊娠手术过程中，不保留、不书写任何相关医学文书，卫生监督员在调查时难以找到相关书证和物证。在案件一度陷入僵局的情况下，卫生监督部门通过与公安部门的协同配合，转变侦查的方向，采取外围调查的方式，利用公安部门的刑侦手段，迅速瓦解了当事人的心理防线，为该案件的顺利侦破起到了至关重要的作用。

## 【思考建议】

本案件是公安部门和卫生计生部门协作查处违法"两非"案件的一个成功案例，充分体现了公安部门在打击"两非"行动中的重要作用，该案件的办案思路对我们在办理"两非"案件过程中有着很好的借鉴作用。

1. 法律适用值得商榷。该案认定该门诊部违反了《中华人民共和国母婴保健法》第三十二条第一款、三十三条第二款的规定，依据《中华人民共和国母婴保健法实施办法》第四十条的规定予以行政处罚。在法律的适用上值得商榷。笔者认为，在该案中孕妇谢某在询问笔录中提到，在当地县人民医院检查时，发现胎儿有"唐氏综合征高风险"，但其未能出示相关的诊疗证明，在证据上不予采信，不能成为实施医学需要终止妊娠的依据。此外，该门诊部不具备实施医学需要终止妊娠的资质。因此，孕妇谢某在该门诊部实施的终止妊娠手术应该属于非医学需要的终止妊娠手术。《中华人民共和国母婴保健法实施办法》第三条有明确规定，母婴保健技术服务主要实施医学上需要的节育手术。显然母婴保健技术服务中实施的终止妊娠手术主要针对的是实施医学上需要的节育手术，因此依据《中华人民共和国母婴保健法实施办法》进行处罚是不恰当的。非医学需要的终止妊娠手术属于计划生育手术的范畴，该门诊部非法为他人实施计划生育手术的行为，违反了《中华人民共和国人口与计划生育法》的有关规定，应当依据《中华人民共和国人口与计划生育法》第三十六条的规定予以处罚。

2. 打击"两非"执法专业性强要求高。由于"两非"案件涉及的医学知识较多，卫生监督员有很多未从事过临床工作，对妇产科的医学知识更是知之甚少，给专业执法带来困扰。在案件查办中，不但要借助于专家力量，也要提高监督员自身业务水平，特别是对妇产科医学知识的学习。要熟悉并掌握基本的妇产科医学的一些基本知识，如实施终止妊娠手术常用的一些器械和药品，以及妇产科常用的医学术语和医学常识等。

**供稿单位：**广西壮族自治区河池市卫生监督所

**评析专家：**董斯彬、袁莎

# 五十八、某村卫生室利用超声技术为他人进行非医学需要的胎儿性别鉴定案

## 【案情介绍】

2014 年 5 月 20 日，某市卫生局接到该市某区社会事务管理办公室要求联合查处非法行医的（函）后，立即责成该市卫生监督机构协调区公安局、计生委、卫生监督所对某村卫生室涉嫌非法鉴定胎儿性别一案进行了查处。

现场检查，执法人员在该村卫生室电视柜内发现了型号为 KY-6866 B 超诊断仪 1 台，型号为 TX100S2 胎心监测仪 1 台。对该卫生室法定代表人进行询问，对某市打击"两非"案件领导小组移交该村卫生室涉嫌非法胎儿性别鉴定的影像资料进行确认核实：该村卫生室利用超声技术对一名孕妇进行了非医学需要的胎儿性别鉴定，并收取费用 30 元。某市卫生局根据《中华人民共和国人口与计划生育法》第三十六条第（二）项规定，参照《河南省卫生行政处罚裁量标准及适用规则等相关制度》母婴保健与计划生育部分，给予了该卫生室：①警告；②没收违法所得人民币 30 元；③罚款人民币 15000 元的行政处罚。同时责令立即改正违法行为。

## 【案件评析】

1. 法律适用。本案中，该卫生室开展胎儿性别鉴定的行为，既违反了《中华人民共和国人口与计划生育法》，又违反了《河南省禁止非医学需要胎儿性别鉴定和选择性别人工终止妊娠条例》的规定，两者在是否没收诊疗用的器械上存在差异。

2. 对人员的处理。本案中，村卫生室已明确认定为超出登记的诊疗科目范围执业，使用超声从事医学影像工作的医务人员，根据其行医资格应分别处理。当事人为医师或助理医师的，应当按《执业医师法》及相关法规给予处罚；如果是乡村医生，则该乡村医生也涉嫌超出了执业范围，从事了医学影像专业的医疗活动。根据《乡村医生从业管理条例》第三十八条的规定：乡村医生在执业活动中，执业活动超出规定的执业范围，由县级人民政府卫生行政主管部门责令改正，给予警告；逾期不改的，责令暂停 3 个月以上 6 个月以下执业活动；情节严重的，由原发证部门暂扣乡村医生执业证书。

## 【思考建议】

本案是在医疗条件相对较薄弱的农村地区，特别是村卫生室，开展打击"两非"工作，发现并严肃处理非法从事胎儿性别鉴定的案件。这一案件同时提示管理者，在农村地区部分群众可能存在的"非法鉴定性别的需求"，同时又因地理位置偏僻、执法力量难以覆盖等客观原因，影响查处效果。

1. 农村基层卫生工作即要强化支持保障、又要依法严格监管。村卫生室是农村三级卫生服务网的基础，承担着向农村居民提供基本医疗和基本公共卫生服务的任务，在广大农村地区防病治病中发挥着重要的作用。国家卫生计生委、国家发展改革委、教育部、财政部、国家中医药管理局5部委于2014年6月3日，联合印发了《村卫生室管理办法（试行）》。明确了其功能与定位，设置与审批、人员与配备，业务管理、财务管理、保障支持等要求。按照规定，村卫生室登记的诊疗科目为：预防保健科、全科医疗科和中医科（民族医学科）。村卫生室原则上不得登记其他诊疗科目。村卫生室在许可的执业范围内，使用适宜技术、适宜设备和按规定配备使用的基本药物为农村居民提供基本医疗卫生服务，不得超范围执业。各级卫生计生行政、发展改革、财政等部门要指导落实村卫生室设置规划；各级县级卫生计生行政部门要加强设置审批、执业登记、监督管理；要加大对基层医疗机构的监管，规范其执业行为，保障基层群众的健康权益。村卫生室及其医务人员违反国家法律法规以及《村卫生室管理办法》的，要依法处理。村卫生室、从业的医师（助理医师）、乡村医生发生违法违规行为，从事胎儿性别鉴定，应当分别给予严肃处理。

2. 打击"两非"要高度重视，从重从严查处违法行为。胎儿性别鉴定和选择性别的终止妊娠手术是造成出生性别比严重失调的重要原因之一，在我国属严重的违法行为，必须严厉打击。《中华人民共和国母婴保健法》及实施办法、《中华人民共和国人口和计划生育法》、《计划生育技术服务管理条例》都明确禁止从事非医学需要的胎儿性别鉴定和选择性别的人工终止妊娠。2002年，原国家计生委、卫生部、药品监督管理局联合印发了《关于禁止非医学需要的胎儿性别鉴定和选择性别的人工终止妊娠的规定》。2006年，原卫生部《关于严禁利用超声等技术手段进行非医学需要的胎儿性别鉴定和选择性别人工终止妊娠的通知》（卫办发〔2006〕284号）专门强化了医疗保健机构和医务人员在打击"两非"工作中应承担的法律责任，"卫生行政部门对利用超声和染色体检查等技术手段从事'两非'的医疗保健机构和及其医务人员，要吊销当事医务人员的执业证书，调离当前工作岗位，并追究医疗机构负责人的责任；对诊所、门诊部、医务室、妇幼保健站、社区卫生服务站，要吊销其《医疗机构执业许可证》；对其他医疗机构要吊销其妇产科、超声科、检验科等问题科室的诊疗科目登记"。

3. 加强部门沟通协作，注意取证方法和证据转换。本案中，某市采取暗访形式对非法进行胎儿性别鉴定的违法行为进行取证，并由"当事人确认取证内容属实"的方式可以借鉴。在日常监督检查中，胎儿性别鉴定的违法行为存在"发现难，取证难"等问题。该市执法人员采取暗访形式进行取证，尽管其移交的影像资料为偷拍、偷录，不能作为定案依据，但其对该卫生室开展胎儿性别鉴定行为真实的拍摄，并未损害当事人的合法权益，当事人对影像资料的真实性无异议，并承认自己确实非法开展了胎儿性别鉴定，通过证据的确认和转换，使影像资料成为本案的主要证据。因此，对于一些较隐蔽的违法行为，在不损害当事人的合法权益，不侵犯当事人隐私的前提下，必要时可以采取暗访拍摄的形式进行取证，使违法行为得以严惩。

**供稿单位：** 河南省安阳市卫生监督中心

**评析专家：** 董斯彬、袁莎